U0225680

把下一颗珍珠
穿到绳子上

施图茨的疗愈之道

［美］菲尔·施图茨　著

（Phil Stutz M.D.）

滑洋　译

Lessons
For Living

What Only Adversity
Can Teach You

中信出版集团 | 北京

图书在版编目（CIP）数据

把下一颗珍珠穿到绳子上：施图茨的疗愈之道 /
（美）菲尔·施图茨著；滑洋译 . -- 北京：中信出版社，
2024. 10. -- ISBN 978-7-5217-6870-1

I. R749.055

中国国家版本馆 CIP 数据核字第 2024PF6919 号

把下一颗珍珠穿到绳子上——施图茨的疗愈之道

著者： 〔美〕菲尔·施图茨

译者： 滑洋

出版发行：中信出版集团股份有限公司

（北京市朝阳区东三环北路 27 号嘉铭中心 邮编 100020）

承印者： 北京通州皇家印刷厂

开本：880mm×1230mm 1/32　印张：7.75　字数：135 千字

版次：2024 年 10 月第 1 版　印次：2024 年 10 月第 1 次印刷

京权图字：01-2024-3605　书号：ISBN 978-7-5217-6870-1

定价：48.00 元

献给芭芭拉·麦克纳利（Barbara McNally），

她是这一切的开创者

译者序
换个角度看问题，就是对自己的人道主义

心理学家阿德勒说："人的一切烦恼都来自人际关系。"在我看来，这话说得还是保守了一些。人际关系只是每个人人生中需要面对的"关系"的一小部分，想要拥有外在的幸福、内在的喜悦，我们要处理的"关系"其实比这多得多。

比如说，与情绪的关系。当愤怒、嫉妒、内疚的感受出现，你会如何处理？在愤怒之下惩罚自己与他人，任嫉妒摧毁我们的友谊，因为内疚，永远无法摆脱与父母的爱恨纠缠？

比如说，与自己的关系。一个人要如何与自己深感自卑的部分、坏习惯、懒惰的部分相处？把自卑的部分隐藏起来，只展现光鲜亮丽的自己？与坏习惯对抗，陷入自我嫌弃？一边用压力自我激励，一边又因为不堪重压而深感耗竭？

再比如说，与一些更宏大的东西的关系：时间、意义、

自由等等。你是总想操控时间，渴望为之努力的结果赶快到来、想让糟糕的事情迅速翻篇儿，还是能够找到一种与时间做朋友、顺其自然的状态？在你看来，人生的意义是积累物质财富、获得世俗意义上的成功，还是不断行动和创造，与更高的宇宙能量同频？自由是想干什么就干什么，还是选定一条道路不断发挥自己的能动性？这一切都无疑大大地影响着你的心智品质和外在现实。

《把下一颗珍珠穿到绳子上——施图茨的疗愈之道》这本书对这一系列的问题进行了充分的思考与解答，可以说是一本探讨如何处理与天地万物关系的百科全书。不论你是遇到了亲子关系难题、亲密关系困扰、原生家庭问题，还是无法控制自己的情绪、总是陷在即刻满足中无法自律，抑或是遇到了现实问题——失败与丧失，甚至是陷入了虚无主义、死亡恐惧，都可以在书中找到解决之道。最值得一提的是，作者为我们提供的"疗愈之道"，往往只是一个新的看问题的角度，我们几乎不需要在现实中做任何事情，就可以让问题迎刃而解。

鉴于书中内容包罗万象，我无法在这里为大家做一个全面的介绍，索性选择书中涉及的"最小"和"最大"的两个问题来带大家一窥这本经典之作的风貌。

"幸运的人用童年疗愈一生，不幸的人用一生疗愈童年。"原生家庭是一个人人都要面对的、最接地气的问题，所以我说它"最小"。我们都知道，小时候与父母的互动模式极大地影响着我们的性格与行为模式，决定着我们生活的幸福程度，这是事实。可是这个事实造成了一个问题，就是无论我们生活中出现了什么问题，总是习惯于"怪父母"，而不是积极地去解决问题。这与责任、受害者心态等方面有关，此外还有一个很重要的原因，就是对父母的忠诚。

看起来我们在"怪父母"，本质上却仍在保持着与原生家庭的连接。如果我现在释然地说"小时候父母的确给我造成了伤害，但我现在已经长大了，获得幸福是我的责任"，在某种程度上就好像我抛弃了父母一样。我们与他们不再是爱恨纠缠的一家人，变成了独立的个体，这无疑会让人产生内疚感。尤其是在父母或明示或暗示地告诉过我们，这样做会让他们伤心难过的时候。为了避免不舒服，我们选择继续不断满足父母的要求，希望他们能因此"满意"。然而，我们又痛苦于他们对我们生活的干涉，愁于无法按照自己的想法生活。

怎么办呢？如何能消除内疚感，不再被父母控制，不再被小时候的事情纠缠？书中只用几句话就破解了这一问题。

在作者看来，内疚是无法消除的，但是你可以改变对内疚的看法。原来你觉得内疚是因为你做错了事情，背叛了父母，是个坏孩子。但其实你应该意识到，内疚是因为你做对了事情，你在成为你自己，完成你活着的使命。

是不是觉得豁然开朗呢？然而，你做了什么吗？你只是接受了一个新的价值观。

那我们再来说说"最大"的问题：人生的意义是什么？这是个不思索还好，一思索就令人绝望的问题。人是一种需要意义的生物，可是人最终都要离开这个世界、一切都注定要消失，看起来人生毫无意义。亲人的离世、生命中的挫折，总会将我们带到这个问题面前。有的人"豁达"些，管它什么意义，还是好好享受生活中的小美好吧；有的人却被困住了，悲观、抑郁，甚至失去了活下去的动力。

作者又用寥寥几句话为我们解答了这个"终极问题"。作者认为，人生的意义在于与更高的宇宙能量同频，而宇宙能量的特征是不停地行动、不停地创造。正所谓"天行健，君子以自强不息"，只要你利用自己的这份生命能量不断行动、创造，就是践行生命的意义。这和存在主义哲学给出的答案非常类似。生命是一个动词而不是一个名词，你问它的意义，就要到"动"中去寻找，而不是看自己拥有着什么、成就了什么。

　　同样地，你没有做任何事情，就找到了"生命的意义"。这就是这本书的神奇之处，为一个个难解的问题提供了一个个新的视角，让我们重新看待与宇宙万物的关系，接受它，就好像把一颗颗带屎的珍珠穿成了美丽的项链，用一种人道主义的方式自我疗愈。

滑洋

2024 年 7 月

目 录

CONTENTS

引言

你之所以会买这本书，也许是因为你读了我的《工具》（*The Tools*）一书，也许是因为你在网飞（Netflix）的纪录片《施图茨的疗愈之道》（*Stutz*）中认识了我。在纪录片中，我被称为"精神科医生中的明星"，这个称呼令我很困扰，也可能会让你怀疑我是个"江湖医生"。为了消除这种误会，我能想到的最好的办法就是不遗余力地告诉你，我作为一名精神科医生在过去四十年里学到的东西。多年来，我和我的搭档巴里·米歇尔斯（Barry Michels）共同开创了一套心理疗法。它与其他心理疗法关键的不同之处在于：它很有效。

我在纽约长大，先后就读于纽约市立学院和纽约大学医学院——在那里，我接受了医学和精神病学培训。之后，我在赖克斯岛监狱担任了五年的精神科医生，同时还开了一家私人诊所。但让我越来越沮丧的是，学校里教授的精神病学知识无法真正帮助到我的患者。

搬到洛杉矶从业也并没有改善这一状况。我迫切地想找到更好的治疗方法，但是没有人可以给我建议，这让我无所适从。出于纯粹的执念，我一直在寻找，最终，我在一个从未预料过的群体——我的患者中找到了答案。

我发现，如果能摘掉有色眼镜，尊重他们，而不是把他们视为基因异常或心理异常的一群人，他们就会相信我的直觉，听从我的指引。我很幸运，因为继续前进的唯一途径就是不断试错。在这些患者的鼓励下，我开始发展出一些我称为"工具"的东西。

这些工具与当时的心理疗法截然不同。我说过我感到非常沮丧，因为在我看来，传统的心理疗法似乎无法改善患者的情况。患者要么被困在不复存在的过去，要么生活在对未来的幻想中，而未来尚未到来，并且也许永远不会到来。只有这些工具能够让他们活在当下，并赋予他们无限智慧。

不过，在使用"工具"疗法之前，你需要明确三条原则：

1. 按时完成"家庭作业"。如果一个人认为在心理咨询室接受治疗就足以改变自己的生活，那未免太天真了。生活不是一成不变的，你可以往生活的画布上涂抹各种新的颜料。生活是一个过程，如果你想改变这个过程，就需要每天努力。

2. 放下过去，迈向未来。传统的心理治疗注重"过去"，重在理解以前发生的事情。当你使用"工具"时，你需要关注的则是如何真正迈出通向未来的下一步。

3. 信任更高驱动力，与宇宙同频。我们只是广袤宇宙中非常渺小的存在。仅靠我们自己，是什么都做不成的。但是，宇宙中的各种能量一直在润物细无声地帮助着我们，尤其是在我们的生活因为失业、关系破裂、自卑等问题而分崩离析的时候。正是在绝望中，我们才愿意放弃自己狭隘的观念，与更高的驱动力连接。如果我们意识不到这些更高能量的存在，就无法获得帮助。我们需要在当下感受到它们，而这些"工具"能够赋予我们彰显这些能量的能力。

巴里和我知道，这些信息太重要了，我们不能独享，所以我们一起创作了《工具》及后续作品《复原——情绪陷阱逃离指南》（*Coming Alive*）。这两本书都广受好评，为很多人打开了智慧之门。它们提供了切实可行的方法，可以帮助我们将更高的能量带入生活。

但我们也知道，在《工具》一书的"实操方法"下，有很多重要的理念并没有被充分传达。在另一个层面还有很多重要的东西，但那时我苦于无法将它们表达清楚。

时光飞逝。

有一天，我在办公室里踱步，突然注意到书架上摆放的我在二十世纪九十年代和进入二十一世纪后的最初几年里写的一些短文。它们是我实践"工具"后的成果，但那时巴里和我还没有把"工具"写成一本书的打算。我竟然把它们忘得干干净净，或者说，它们被时间遗忘了。

那时，我为一家名为《真实生活》（*A Real Life*）的健康类刊物长期供稿。当时还没有互联网，它是一份真正前卫的报纸。

它的出版商芭芭拉·麦克纳利对我的作品很感兴趣，为我设立了个人专栏，借此来展示我的一些想法。在撰写每篇文章时，我都选择了人们普遍关注的一个问题作为主题，如抑郁、愤怒和孤独。当我在书架上找到这些作品时，我想起了之前从该报读者那里得到的反馈——即使他们已经看过很多心理自助类图书了，也依然认为这些作品能够令人眼前一亮。

我突然意识到，自己应该让更多的读者看到它们。因为它们不仅探讨了我想要表达的更宏大、更深刻的主题，而且在今天更具有现实意义。

为什么？

因为那些问题在今天已经变得越来越复杂而又糟糕。作为一名精神科医生，我每天都在见证人们的内心变得更加痛苦。疫情、社交媒体的泛滥、永远无法满足的欲望，所有这些都使我们的孤独感与日俱增。以前，患者走进我的办公室，只是讲他们自己的事情，很少涉及政治、经济、文化等领域。而现在，患者的个人问题退居次位，世界性的问题更需要在治疗过程中得到关注。我们不再认为个人问题不会影响世界，反之亦然。我将在后文中进一步阐述这一现象。

（值得一提的是，我翻阅了那些文章并对其进行了修改，使其能够适应当代社会的需要。而令人震惊的是，它们几乎不需要什么修改。不过，为了与时俱进，我还是删除了"我的传呼机响了"这类表述。）

如果不相信更高能量的存在，治疗很可能会让你感觉比以前更糟。爱自己不是自私自利。与宇宙力量建立连接，你的能量就会增强。这种能量无疑将改变世界。

本书将向你展示，为什么要这样做以及如何做。

永远幸福是一种幻想

我们的文化在某种程度上是在否认现实。它告诉人们，一个人可以"永远幸福快乐地生活"：你可以"一路开挂"得到你想要的一切，痛苦的经历完全可以避免，即时的满足唾手可得。更糟糕的是，它给人们这样的暗示：如果你没有过上这种理想的生活，你就是个失败者。然而，永远幸福的生活，只是美好的幻想！无论这种幻想有多令人沉迷，它都是不存在的。

回顾你自己的人生，一切就都真相大白了。你所经历的"不完美人生"才是真实的，"永远幸福快乐地生活"只存在于想象中。换言之，现实的本质是这样的：

- 生活中存在痛苦和逆境。
- 未来充满不确定性。

- 任何成就都需要保持自律，不断努力。
- 你并不特别。无论你怎么做，都无法回避生活中的这些方面。
- 以上这些永远不会改变。

生命中当然有很多美好的东西，比如爱、欢悦、惊喜、卓越和创造力等，但这些从不会脱离以上五点生活的真相。

然而，媒体总是告诉我们，有些人可以不受现实约束，永远活在理想的世界中。他们身材完美，从容不迫，对自己的人生道路充满信心；他们从不缺爱，也不缺陪伴；他们觉得很有安全感。这些人神奇地避免了生活中的消极经历，因而与众不同。市面上的产品广告总是承诺能帮助我们成为这样的人。我们也不免受到影响，想让他人觉得我们正是这样的人。无论是晚饭没有着落的穷孩子，还是拥有六套房产的亿万富翁，无一例外。当每个人都把幻想当成现实时，它就真的开始显得真实了。

但这只适用于"别人"，你的现实生活完全是另一幅景象。你害怕生活发生变故。你不知道如何抉择。你的财务前景很不明朗。你的脸上出现了新的皱纹。你没有时间陪伴孩子。你根本无法控制生活。你认为这样的生活不对劲，而事实是，这些完全没问题，这就是活着的感觉。真正的问题在于，人们以"理想群体"为衡量标准，将自尊建立在了"像这些人一样完美"之上。所以逆境成了似乎不该发生的事，生活中原本必然会经历的挫折却让人感觉自己是个失败者。

那要怎么办呢？我们能在充满冲突、不确定性和失望的生活中，以某种方式获得幸福吗？当然。但我们必须放弃"永远幸福快乐地生活"这种不切实际的追求。首先我们要认识到，生活是一个过程。我们的文化常常使人们忘记这一事实，并向人们灌输有害的信念：你可以一直拥有完美的生活。幻想中的"幸福生活"就像一张照片或明信片，只是凝固在时间长河里的一个瞬间，从未存在过。它是一个理想化的形象，是没有生命力的，也是肤浅的。现实生活则是一个过程，它是动态的，有深度的。尽管如此，这个画面仍然非常诱人，因为其中不会出现困境与痛苦。

然而，你该如何承认痛苦的存在，让自己重新爱上真实而鲜活的现实生活？关键在于接受我们一直以来抗拒的一个简单真理：生活是由各种事件组成的。接受生活唯一真正的方法就是接纳发生在生活中的各种事件，不论它是苦是甜、是喜是悲。在宇宙法则的驱动之下，一切事件正在接连发生。为什么我们会抗拒这个事实呢？因为它意味着我们处于

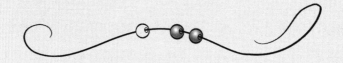

生活是由各种事件组成的。接受生活唯一真正的方法就是接纳发生在生活中的各种事件，不论它是苦是甜、是喜是悲。

一个不完美、不可预测的世界中。没有人知道接下来会发生什么，这让人感到敬畏和神秘，也让我们感到渺小和失控。"永远幸福快乐地生活"的幻境能安慰我们：你可以不必承受变化带来的恐惧与无助。但那却是一种精神上的死亡，因为只有不断变化的生活、层出不穷的事件才能让我们触碰到宇宙和自身的生命力与意义。如果说命运是由一系列事件编织而成的，那么心理健康就意味着要热情地接受我们的命运。

接纳发生在生活中的事件就像为人父母，只是参与其中是不够的。我们需要一些理论和一套工具。如果没有做好准备，就不可能有条不紊地面对生活给你的一切。然而为什么很少有人能准备好？因为人们希望这些事件，尤其是那些坏事，永远不要发生。我们认为理想生活确实存在，以为自己可以永远生活在安逸的世界里。但这完全是在碰运气。

用新的生活哲学武装自己，能够改变我们对于消极事件的看法，让我们有能力重新审视发生在自己生命中的事件。首先，我们需要接受这样几个事实：

- 发生对我们不利的事情是很正常的。
- 这些事情的发生并不意味着我们有什么问题。

- 消极事件的背后总是蕴藏着不可思议的机会。
- 培养精神层面的技能来应对逆境与痛苦，远比幻想一个完美的结局重要。

我们无法预知自己将会遇到什么样的困难，但无论是遭遇误解、抛弃、风险、冲突还是损失，这种哲学都能帮助到你，不会让你措手不及。它让你有能力从具体的生活细节中跳脱出来，从长远的角度审视其价值。逆境不再只有负面意义。例如，被抛弃会使你在情感上更加独立。新的生活哲学，能够让你从生活中必然会发生的每一个变化——哪怕是对你极其不利的变化中成长，而不是沉迷于幻想，直到被真实的生活打倒。但如果你只能感知到这些事件，却看不到其背后的价值，那你就会只想结束这一切。一旦结束，你就会重新回到"我会永远幸福快乐地生活"的幻想里，什么也学不到。

最好把"各种事件教会你的东西"当作一种精神疗愈的方法，而不是简单的心理技能，因为这会让你重新意识到，一个充满生命力与意义的宇宙正在通过你生活中的事件（尤其是不利事件）触碰到你。这种方法能帮助你从日常生活中找到意义，与宇宙同频。

真正去试一次！下一次当你经历逆境时，请运用我们今天所讲的理念。观察你的感受。如果你能够保持开放的心态，经常这样做，就会在所有日常事件中体会到更高层次的意义。当你真的从现实生活中体验到这一新哲学的奥妙之后，你将会更加坚定地去实践它。

　　这就是人类生活的目的。

走出抑郁，
对自己的情绪负责

作为医生，给病人开药往往是最容易的。有些抑郁症患者坚持靠药物解决自己的情绪困扰，但为了他们好，我必须拒绝。如果使用得当，像百优解（Prozac）这样的抗抑郁药简直是"灵丹妙药"，可以迅速解除患者的症状，但对于很多人来说，这完全是治标不治本。乔就属于这种情况。

乔今年三十岁，是一所一流大学的英语教授。无论是在课堂上还是在社交活动中，他总能表现得魅力四射。他已经出版了一本畅销书，很可能成为一名出色的小说家。但问题是，一旦没有机会表现自己，生活中缺少刺激，他就会陷入抑郁与低沉，直到下一场演讲或新书签售会到来为止。没有工作的周末，他的状态都会很糟糕，就更不要说寒暑假的时候了。他会无精打采地坐在电视机前，任由家中一片狼藉，完全不知道自己要如何度过漫长的一天。他像个无法安排自己生活的茫然的孩子，也像是失去了所有希望的老人。他担心自己的文学生涯即将因为抑郁状态而提前结束，尽管这是一个近乎可笑的扭曲的看法。每次抑郁袭来，他都会问我"为什么是现在"，好像它的出现是个意外。然后，他就会既哀怨又渴望地问我"什么时候才能找回快乐"，就像在等待圣诞老人到来一样。如果这一场景发生在一部喜剧电影里，当然会非常有趣，但在现实生活中，这却是一场灾难。

尽管乔的情况很糟糕，我还是拒绝给他开抗抑郁药物。他先是抱怨，然后是乞求。我不为所动，因为他对药物治疗的依赖正是他抑郁的原因。在这里多说一句：如果你的心理医生建议你服药，你当然应该认真考虑。针对很多情绪问题，药物治疗有其不可取代的优势。但乔的情况并不一样。如果他能坦率地承认自己对生活抱持的看法是一种幻想，情况就会有所改善。他认为，要想保持积极的情绪状态，就需要一些身外之物的刺激，比如酒精、学生的掌声、作家的名声等等。爱情是另一件能让他感到快乐的事。他甚至渴望一段激情而危险的亲密关系，像上大学时那样。显然他也是这样看待百优解的。

相信身外之物会让自己快乐，这是无望的"希望"。希腊人说，依赖外界的幸福，是"神赐予的可疑礼物"。因为

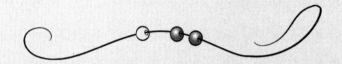

相信身外之物会让自己快乐，这是无望的"希望"。因为这样做的结果无非两种：要么你希望的事情没有发生，快乐无从获得；要么你希望的事情发生了，但这种快乐转瞬即逝。

这样做的结果无非两种：要么你希望的事情没有发生，快乐无从获得；要么你希望的事情发生了，但这种快乐转瞬即逝——毕竟没有人可以每天都中五百万元大奖。无论是哪种，依赖外部世界获得快乐的愿望终将落空，失望之下我们的状态只会越来越糟。

《活出生命的意义》的作者、心理学家维克多·弗兰克尔是奥斯威辛集中营的一位幸存者。1944 年圣诞节前夕，集中营中有传言说"盟军将在圣诞节前解放我们"。然而，圣诞节来了又去，盟军在几个月后才到来。作为集中营中的医生，弗兰克尔认为由于希望破灭，那一年在圣诞节和新年之间，集中营的死亡人数比其他任何时候都多。尽管外在条件极度恶劣，弗兰克尔却坚持发展内在工具、维持积极情绪，这是他得以存活的重要原因。

坦率地讲，无常的物质世界永远不会让人类幸福。作为有灵性的人类，我们唯有与更高的能量——我们的"精神能动性"建立连接，心理才会健康。我们需要更高驱动力，就像需要空气一样。这不是抽象的哲学，而是对我们本性的描述。然而，我们必须不断努力与之保持连接，因为"让外界帮助我快乐起来吧！"的懒惰天性会妨碍我们自我疗愈。当我们陷入这样的幻觉——我可以在消极情绪中暂时沉沦，因为外界的某些东西会帮助我提振情绪，就会认为抑郁症"都是外部世界未能照顾好我！"的结果。

而抑郁不断袭来是在提醒你，抱着"受害者"心态对你的情绪是毫无帮助的，一个人的快乐不能从外部世界获得。从这个意义上说，抑郁是一名伟大的导师。而意识到这一点，无疑是战胜抑郁的第一步。

一旦你不再依赖外部世界调节情绪，你就承担起了对自己情绪的责任。这意味着不管外部情况如何，你都有办法保持积极的情绪。这是与抑郁症斗争的第二步。而乔想用百优解来解决自己的情绪问题，是完全不想对自己的状态负任何责任的表现。当我第一次建议他通过调整自己的内在走出抑郁的时候，他看着我，好像我疯了一样。这其实并不怪他，因为我们的整个文化都是建立在用外物调节情绪的基础上的。毕竟对自己的感受负责并不是一件轻松的事情，它需要你时时刻刻保持自我觉察。它能给一个人带来巨大的自由，但也非常乏味。保持"精神能动性"、与更高驱动力连接，只能在生活中一个个小小的事件中努力实现。这意味着，每当你感到抑郁、低落、沮丧或无精打采时，你都必须马上采取行动。

如果我们任由负面情绪泛滥，对"精神能动性"上出现的像瑞士奶酪一样的"孔洞"视而不见，就会逐渐失去与更高驱动力的连接。乔不是个案，我们每个人都或多或少会如此。即使注意到了自己的困境，我们也不觉得有责任做些什么来改变自己的状态。这是可悲的，因为这些负面情绪本可以成为提振我们生命力的良机。人生实际上是由一系列的习惯构成。如果你习惯于向外界寻求刺激或肯定，那么每当得不到时，你都会郁郁寡欢。而如果你能对自己的情绪负起内在的责任，在陷入困境的那一刻立即采取行动，发挥自己的"精神能动性"，将自己与更高驱动力连接起来，你就会养成另一种习惯，并让自己的能量和活力达到一个新的高度。

即使是那些理智上认同必须对自己情绪负责的人，也往往不会在情绪的黑暗时刻真的采取行动。因为他们仍然缺乏这样一种信心，即只需使用内心的工具，就可以使自己摆脱负面情绪的困扰。这对于克服抑郁是至关重要的。获得这种信心的唯一方法就是通过工具。学习接下来介绍的工具，体验这一工具是如何生效的。只有这样，你才愿意一遍又一遍地使用它，甚至在一天内多次使用它。

这是一种非常有效的工具，我称之为"动力转化"。它能帮助你将负面情绪转化为"纯粹的动力"——一种能让你在生活中勇往直前的高级意志。如果你花时间去实践，你就会发现，依靠内心力量改变自己的情绪是完全可行的。

首先，找到一个舒服的姿势，闭上眼睛，感受抑郁来袭时那种沉重、意志消沉的状态。集中注意力，对自己说："我现在要把这种消极的感觉转变成积极的。"接下来，想象你的头顶上方有一股强大的能量流——一股急流，正在温暖地冲刷着你，并想象你正在采取一个具体的行动，它代表你在生活中前进。它可以是一次冒险，可以是一项日常活动，比如写作、锻炼或冥想，也可以是你一直回避去做的事情。看到自己正在做这件事的画面，并把它放到温暖冲刷着你的能量流当中。现在你要直接冲进这幅画面，用所有的身体感官去感受自己采取的行动，并想象这种感觉在带着你上升。告诉自己，除了采取行动，什么都不需要做。当你感觉到自己在上升时，也去感觉一下周围世界的下降。再一次告诉自己，除了采取行动，什么都不需要做。上升到足以进入画面的高度。一旦进入，就要提醒自己："我正在将消极的情绪变为积极的动力。"你会感受到一股强大的能量。结束练习时，睁开眼睛，回顾刚刚的画面与感受，并决定在现实生活中采取这样的行动。

回顾时，你会感到头顶上的画面毫不费力地将你拉入其中。你会感到身心舒适，精力充沛。一旦学会，你可以在十五秒内完成整个过程。在人生的黑暗时刻坚持这样做，你将开始扭转自己的整个人生。

感恩练习：
停止消极思想的秘诀

消极思想的力量是巨大的。它会让你变得忧心忡忡，或觉得世界很不公平。一开始，你的担忧是有现实依据的，很合理，但过不了几分钟，思绪就会失去控制。那些"生活即将堕入黑暗"的想法带来的痛苦不断冲击着你。一开始，你只是想："我或许会丢掉工作。"但用不了多久，你的大脑就会告诉你："我会一贫如洗、流落街头，再也没有人会雇用我。"你迷失在了自己的悲观世界里。

这些想法会在凌晨五点令你惊醒，没日没夜地纠缠着你。它们会让你痛苦不堪，你却没有办法驱散它们。这样说来，你的脑子大概"坏掉了"。如果你家中的电器工作性能这么差，总是发生各种故障折磨你，你肯定会去商店要求退款。但是你的大脑没法儿退换货，你只能学会与它和平相处。

为此，我们先退后一步，总结一下消极思想的特点：

它是一股力量，想要取代你心中所有积极健康的东西；

它是不合理的，当你沉浸其中时，它似乎是真实的，但当你回过头来看时就会发现，它总是被夸大，并且脱离了现实；

它是一种习惯，就像所有其他的习惯会被强化一样，你越容易陷入消极思维，它就会越强烈，也越难以驱散。

最重要的是，这是你的想法，不是别人的！

那么，为什么消极思维如此难以控制呢？答案是，消极思维是你内心的敌人，除非你意识到这个对手，否则你将无法战胜它。把你的大脑想象成一台带病毒的电脑。在病毒被找到之前，它会破坏电脑中的一切。

我把消极思想这一头脑病毒称为"X部分"。它是你心灵的一部分，它有自己的策略。

这个内心的恶魔在阻止你体验一个重要的现实——你是不断变化的宏伟宇宙的一部分，而不只是你感受到的"小我"。即使是最具唯物主义精神的宇宙观（理论物理学），现在也接受了这一观点。每时每刻，包括现在，你都是一个运动着的世界中的一分子。这是一个好消息——运动与变化使宇宙成为一个伟大的有机体，正在不断产生新的、令人惊奇的事物。这种永不停息的创造力使得宇宙本质上是积极的、给予性的。

而"X 部分"憎恨的正是宇宙这种无边无际、生机勃勃的特质。这股负面力量不惜一切代价地想要别的东西：它想要与众不同，成为独立于宇宙的一部分。然而这是矛盾的，如果你是运动着的整个宇宙的一部分，你就没有机会变得特别，因为宇宙中发生的一切都在这一整体之内。好事可能会降临到你的头上，你可能会成功，但这些都不完全是由你决定的。在宇宙这一整体中，人只是系统的一部分，而"X 部分"追求的独特性与掌控感则是一种"亲力亲为"的感觉。这意味着你不再是系统的一部分，你要在茫茫宇宙中单打独斗。宇宙中不断运动、不断创造的精神核心——连接万物的力量，成了剥夺你"独特性"的唯一东西。

为此，"X 部分"使用了一个非常有力的武器——你自己的想法——来对抗这个运动的整体。它会产生无穷无尽的消极想法，这些想法如此强烈、如此顽固，以至于淹没了你对现实世界的所有体验。你不再对世界做出反应，你只是对"X 部分"告诉你的关于世界的样子做出反应。你在精神上被蒙蔽了，被困在了"小我"之中，彻底陷入了孤独。真正的宇宙是不断创造的，其范围是无限的，其体验一定是积极的。但是，只要你还沉浸在消极想法中，你就感受不到宇宙的存在，也不可能体验到一个有生命力的宇宙所固有的完整而积极的感觉。"X 部分"粉碎了现实，而这一切都是在你的"帮助"下实现的。

消极思想很容易成为一种习惯。你太熟悉它了，以至于完全忽略了它只是一个"想法"，是"X 部分"的武器。你开始认同它，对它信以为真。以一个忧心忡忡的人为例。每当他想到"我知道我注定要失败"时，他都在经历一种熟悉的体验。他很担心。他随时都可能任由忧虑涌上心头，因为虽然令人痛苦，这却是一种熟悉的感觉，是他"小我"的家。"X 部分"会告诉他："这才是真正的你，不要抗拒。"当然，在大多数时候，他并没有抗拒的打算。

而要想控制住这个恶魔，你必须在灵魂深处找到一种比它更强大的力量，那就是感恩。以感恩之心欣赏现实中每时每刻的体验，用基于真实情况的思考取代消极想法。它让你的头脑专注于生活中坚固而真实的事物，而这些事物是运动着的宇宙整体的产物。感恩能让人产生一种身体上的感觉，即自己正处于一种积极的、给予性的精神力量之中，再一次成了宏伟宇宙系统的一部分，而不再孤立无援。

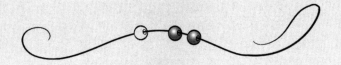

感恩能让人产生一种身体上的感觉，即自己正处于一种积极的、给予性的精神力量之中，再一次成了宏伟宇宙系统的一部分，而不再孤立无援。

感恩与"乐观"不同，后者倾向于关注尚未发生的事件（希望它们会发生），它并不基于现实。想一想，你是否曾经通过畅想幸福的未来让自己从忧虑中解脱出来？这未必奏效。我们需要的是一种能够穿透消极思想的面纱，与当下整体性的存在力量建立连接的方法。我们需要养成感恩的习惯，让感恩的想法在我们的头脑中不断流淌，从而抵御消极思想。

试试这个方法。你只需要大约三十秒的时间，想一想你所感恩的事情。不仅仅是大事，更重要的是关注我们早已习以为常、认为理所应当的生活琐事。"我很庆幸我能看见，我很庆幸我的孩子很健康，我很庆幸我的车今天顺利启动了，我很庆幸我有钱吃早饭，我很庆幸我有热水可以使用，我很庆幸自己生活在民主国家……"尽可能多地挖掘可感恩的对象。你很快就会发现，即使在最糟糕的一天，也有无数积极的事情发生。每件事情都同样真实，是宇宙这一动态精神有机体赋予你的。它始终存在，始终在创造，始终比"X部分"更强大。

这个练习可以帮助你的大脑以一种全新的方式工作。你正在努力使自己的思维进入一种极富创造力的运行状态，而这种状态可以使你与宇宙同频。

当感恩的念头涌上心头时，要觉察到自己内心让这些念头产生的能量。你会开始感到自己与宇宙融为一体，并重拾对自己思想的掌控权。你已经打败了"X 部分"，消除了消极想法。在不知不觉中，你已经学会了一种祈祷的方式。这种方式没有特定的形式，也与有组织的宗教无关。无论你的个人精神信仰和实践如何，感恩练习都能引领你的心灵超越自我。它是你获得更高心灵品质、到达更高人生境界的不二秘诀。

破解"X 部分"的战术

"天塌了！天塌了！"动画片《四眼天鸡》中的主角小鸡发神经似的到处散布着无端的恐慌。在童话故事里，天空当然永远不会塌下来。但现在，有些"天"是不是真的要塌了？它们是我们赖以获得安全的保护伞，是各类社会机构与制度，包括企业医疗保障体系，学术机构，各级政治、金融、军队、司法系统，等等。

这些"天"看起来全部岌岌可危，如果它们真的"塌了"，我们将无法再无忧无虑地工作和生活。如果说我们的集体心理健康程度是一个仪表盘的话，那么"天塌了"的警钟已经敲响很长一段时间了。抗焦虑药物正以惊人的速度被开出，但几乎没有效果。没人睡得着，原因并非你的祖辈患有的那种失眠症。我们面对的是一个全新的敌人。

这个敌人虽然看不见、摸不着，但我们都能感觉到有什么地方出了大问题。因为我们看到了伴随着这场巨大冲突而来的愤怒和困惑。我们很自然地会认为，这是一场与邪恶对手的战斗，黑暗势力卷土重来，一心想要消灭我们！然而，我们都错了，真正危险的敌人是我们自己！它最势不可当的武器，叫作"不满"！如今的我们生活在一个长期不满意的世界里，这或许是因为我们不再懂得如何感到满足。

在一个没有人对自己所拥有的一切感到满意的社会里，不可能实现和谐与安宁，剩下的只有竞争和偏执。当我们没有得到自己想要的一切时，就会得出结论：其他人一定拿走了属于我的那一份！然而，不满的根源不在于此，而在于"X 部分"。在上一篇我们提到过，它是你的一部分。

"X 部分"可不仅仅是一个概念。它是一个真正的行动者，指挥着它的部队来对付你。

它致力于摧毁你的潜能，对你纠缠不休。为了避免这种情况，我们必须知道"X 部分"的部队有哪些战术：

- 保持原状（Primitive）："X 部分"会告诉你，熟悉的就是好的，会让你感到舒服！然而，改善现状需要前进的动力，不断重复过去的思维和行为不会让你的情况有丝毫好转！

- 承诺奖励（Reward）："X 部分"声称，只要你实现了目标，就会得到神奇的满足。这是谎言。许多成功人士非常不快乐。想要对生活感到满意，不是实现一些肤浅的目标就可以的。

- 囤积伤害（Injury）："X 部分"让人觉得整个世界都在和自己作对。通过积累受伤的感觉，它可以向你证明生活的不公，让你心安理得地做"受害者"。

- 不得不做（Must）："X 部分"会创造一种能量，驱使你冲动地做出反应。你认为自己毫无办法、不得不做一些事，即使这些事情可能对你并无好处。

（我用 PRIM 作为缩写词来描述"X 部分"的这些战术。）

简单地说，"X 部分"为我们编造了一些并不存在的问题，并提出了一些只会让情况变得更糟的解决方案。无论是将目光投向事业、感情还是个人目标，"X 部分"都会竭尽所能地阻止你感受幸福。

"X 部分"真是一个可怕的敌人，然而好消息是，问题的存在总是成长的必要条件。"X 部分"虽然会削弱你的能力，但你可以自己决定如何面对它。时刻察觉"X 部分"对你实施的战术，拒绝听从它的安排，天就永远不会塌下来！

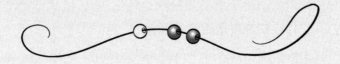

"X 部分"为我们编造了一些并不存在的问题，并提出了一些只会让情况变得更糟的解决方案。

除此之外，宇宙蕴含着更高的智慧，它会通过各类事件与你对话。在生活中，不愉快的情况无法避免又不可预见，这就会促使你不断学习，通过改变思维方式来度过这些艰难时刻。暴露个人问题会让你清楚地看到自己需要努力的方向。

有时宇宙还会向我们推送影响每个人的大事件。当它们发生时，我们就有了推动整个社会发展的机会。就拿近些年发生的事件来说吧，全球性疾病大流行、一系列的金融危机、错误信息的泛滥、政治体系中极端主义的抬头——这些挑战都为我们提供了与更高驱动力结合，进一步发挥自身潜力，共同对抗"X部分"的机会。无论是对待个人问题还是社会问题，直面"X部分"都会给你带来真正的提升和回报。你将在与看不见的敌人最艰难的战役中占领高地。

天不会塌下来，与"X部分"斗争是获得真正满足感的唯一途径。

尊重时间的节奏

"生命的秘密就是享受时间的流逝。"詹姆斯·泰勒在一首老歌中如此唱道。毫无疑问，这是真的。但对于我们大多数人来说，如何"享受"时间的流逝是一个巨大的问题，因为我们没有足够的时间。我们追求高效，以为这样可以拥有更多的时间，却发现时间这个棘手的东西更快地从我们的指缝间溜走了，嘲弄着我们。我们迫切需要它。我们浪费它。我们眼睁睁地看着自己衰老，明白自己所拥有的时间已经越来越少。面对时间这个强大的对手，我们无法摆脱"我正在输掉这场战斗"的糟糕感觉。我们无法参透"享受时间的流逝"这一生命的秘密。我们想做的，是不惜一切代价延缓时间的流逝。

按照这个思路，时间问题似乎无解，因为我们从根本上误解了它的本质和意义。尽管我们重视时间，但对它缺乏尊重，仿佛它是我们可以买卖的物品，是我们可以掌控的东西。现代生活的最大谎言就是"科技让我们成为时间的主人"，事实上，机器只会让时间从我们身边更快地溜走。与直觉不符的是，你拥有的机器越多，你的时间就越少：你浏览社交媒体动态直到深夜，你不得不早起把车开到修理厂，你每天都会收到大量的信息……它们占用了你所有的时间，让你完全没有属于自己的时间。科技就是这样让我们忘记了时间的本质。

我们忘记了时间的神圣性。

对于古人来说，时间是神的恩赐，值得敬畏。长者之所以受人尊敬，正是因为他们在时间的长河中享受了比我们更多的恩赐。时间是高于个人的东西，不能控制，只能欣赏。在神圣的时间观中，无论是孩子的成长还是庄稼的收获，所有美好的事物都受到时间的滋养，而我们的文化现在却沦落到蔑视一切需要时间的东西。"青春才是令人羡慕的，因为它没有经历过时间的洗礼。""经过长期努力而获得的成功不如一夜暴富令人向往。"我们甚至无法忍受短暂的不满足感，因此要不断吃东西、玩手机，寻求无益于身心的刺激。

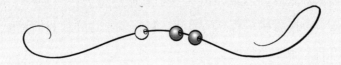

现代生活的最大谎言就是"科技让我们成为时间的主人",事实上,机器只会让时间从我们身边更快地溜走。

只有重建"仪式"，时间才能恢复其神圣的地位。在古代，仪式是完全与时间联系在一起的，无论是一年四季还是昼夜晨昏。仪式是意义得以进入生活的缝隙，是古人敬畏时间的机制。过去的人都知道，如果失去了仪式，生命的意义就会分崩离析。在如今的假期、婚礼和葬礼中，我们仍能感受到这种力量微弱的延续，但这些并不够。我们失去了日常生活中的仪式感。

我们失去了时间的节奏。

我们不靠土地为生，也不生活于古老的部落文化中，因此更难把握时间的内在节奏。而这会让我们生活在一个疯狂、毫无意义的世界里，拼命地追寻，却不知道为何追寻。好消息是，我们有办法重新建立与时间的联系，但与古人不同的是，我们无法求助于文化和社会环境，只能靠自己。每个人都有责任做出改变。这需要高度的自律，因为"自律"就是我们能与时间建立的最好的联系，它可以帮助我们恢复现代生活的仪式感。当然，这需要臣服、承诺和耐心。只要使用得当，你就能发现时间的无尽价值，掌握"享受时间的流逝"这一人生的秘密。

臣服，与自我意识相关。自我意识的本质就是想到什么就要做什么。我们太看重当下的冲动，不愿意错过任何一个念头。结果是，我们很难长时间集中精力做一件事。不看屏幕，我们就吃不下饭。我们会中断一段亲密的对话，只为回复一条消息。我们写作或学习时要一边听听音乐，一边玩玩手机。然而，无论是吃饭、聊天还是学习，我们都应将它们当作神圣的事情来对待。它们是让我们的日常生活恢复仪式感的机会。如果日常事务是神圣的，那就意味着我们不能轻易被打断。强迫自己认真地去完成每件事，无论你在此期间被什么吸引，都不要分心。也就是说，你需要把这些活动看得比你自己还重要。我们目前的整个文化都与此背道而驰，常常把当下的个人冲动当作最高追求。然而，只有臣服于日常活动，将其神圣化，我们才会获得真正的自由。

承诺，是为了连接过去、现在和未来。承诺不一定是长期的。实际上，你最好能在一天或更短的时间内练习，因为这样你将更容易兑现承诺。比如你承诺第二天早上十点锻炼，那就一定在十点准时开始锻炼。要设置兑现承诺的精确时间节点。把十点定为神圣的时刻，并不是因为"十点"有什么特别之处，而只是因为前一天你承诺了在这个时间行动。这个节点成了你向自己证明"我会信守承诺"的机会。一旦你养成这样的习惯，生活就会形成一种"承诺、行动、承诺、行动"的节奏。这个节奏会将你与过去做出承诺时的情景、未来必须采取的行动联系在一起，并帮助你开始将过去、现在和未来作为连续的整体来体验——没有这种连续性，生活就是一连串毫无关联的事件。你将掌握履行承诺的要义。只有感觉到自己在时间的流逝中有所作为，你才能体会到真正的自信。

耐心，意味着你要接受这样一个事实：任何事物都不是一蹴而就的，只能随着时间的推移而产生。说得更深一些，你需要认识到一个真理：单靠我们自己，什么也创造不了。我们生活中发生的每一件事——写一本书、抚养一个孩子、做一顿饭、盖一栋房子——都取决于更高驱动力（例如时间）的参与。我们创造的任何东西实际上都是与更高的力量共同完成的。只要我们仍系于这片土地之上，这一事实就不可颠覆。时间节律是神圣的，因为人们每天都在目睹更高驱动力从中发挥作用。而现代人太自大了，以为是自己创造了一切。我们对与更高驱动力连接、协作的事情不感兴趣，更不要说耐心等待它们的帮助了。结果便是，当没有快速达到预期效果时，我们更容易感到绝望。毕竟，如果是我创造了一切，为什么现在我什么都创造不出来了呢？为了摆脱这种境遇，下一次当你发现自己处于"毫无办法"的境地时，请提醒自己保持耐心！注意接下来的几个小时和几天里会发生什么。在大多数情况下，"奇迹"会发生，解决方案会随着时间的推移而自动出现。如果你能坚持这样训练自己，你就会对时间的创造力充满信心。时间之所以神圣，正是因为它拥有这种力量。如果对时间没有耐心，我们就不可能拥有真正的信心。

对待时间的态度也会影响人际关系的幸福程度。这在家庭中表现得最为明显。家人需要共同臣服于日常生活，需要生活在连续的过去、现在与未来中，需要有耐心处理问题。如果日常活动总是被打断，承诺从未被兑现，没有人愿意等待，那家庭关系就会变得异常脆弱，幸福也将无从谈起。不尊重时间的人不可能相互尊重。我们需要进餐或祈祷这样的仪式，需要在固定的时间相互交流。当生活有条不紊、有节奏地进行时，家庭才能达到某种平静与和谐的状态。孩子们会逐渐明白，他们不可能一下子得到所有东西；家长们也会开始发现，没有必要把孩子逼得太急。留些时间来呼吸，更高驱动力才能进入有节奏的家庭。

祝福每个人都可以"享受时间的流逝"。

掌控愤怒，
而不是被愤怒冲昏头脑

我们生活在一个充满愤怒的世界里。无论是开车兜风、听广播，还是逛街，你都很容易遇到一个正在发火的人。你没留意看路，差点被车撞到，司机冲你大喊大叫。于是，你也被惹怒了——你咆哮着做出回应。一切发生得太快，就好像我们每个人的内心深处都有一头伺机而动的野兽一样。事情结束之后，愤怒的感受仍会留在你的脑海里。你自言自语，继续数落着对方的过错。这是因为我们更愿意将这一切归因于他人的暴躁，而不是承认自己在面对愤怒时是多么无能为力。那个你所不齿的"竖中指的司机"就是你的缩影，只是你不愿意承认罢了。你可能听说过，要想解决这个世界上的愤怒问题，必须从自己开始。但这个提议只是让你更生气了而已。

大多数愤怒的交流都是在很低的意识水平上发生的，似乎它就那样开始了，我们对此没有任何真正的觉察。

我们不知道愤怒存在的意义，缺少处理它的原则，更别说拥有一套帮助我们了解其目的的工具了。我们无休止地被一些事情反复点燃怒火，并深感沮丧，深受其苦。愤怒是一股强烈的力量，它让我们发现自己不受控制的原始本能。正因如此，我们不愿意承认并正视愤怒，更不要说让它在我们的生活中占据一席之地了。然而，像所有强烈的情绪一样，除非我们以恰当的角度看待它，预先做好应对计划，否则我们无法建设性地应对它。

首先，我们需要看到愤怒潜在的积极面。事实上，我们很少对引发愤怒的具体问题进行追溯和分析，因为当我们被愤怒冲昏头脑时，根本无暇考虑这些，而当愤怒平息后，一切又显得微不足道了。我们隐隐感到，愤怒是释放某种被隐藏的渴望的出口。至于这种隐藏的渴望——愤怒的真正本质，却从来没有在我们的文化中得到真正的理解。说出来可能令人惊讶，但这种渴望正是源自对自我和个性的追求。想想一个两岁孩子的行为。他需要开始与父母分离并感知自己的个性，他会怎么做呢？答案是，表现出叛逆和愤怒。他用这些情绪宣布着自己与父母的分离。所以，愤怒是迈向自我的第一步，是积极的一步。

然而，作为成年人，简单的愤怒已经不足以彰显我们独立的身份、增强自我意识了。我们必须挖掘愤怒的意义，在生活中发挥它的积极作用。许多年前，我为一个男人做过一次心理治疗，他是我这么多年来见过的最愤怒的人。他虽然看起来很平静，内心却充满了难以抑制的妒忌和愤怒，这主要源于他在创作生涯中产生的挫败感。十年后，我在报纸上读到了他因癌症去世的报道，那时他不过四十五岁。我们必须学会将愤怒转化为建设性的东西，而不是任其成为戕害我们身心的毒药。前提是，我们需要知道自己为什么会如此紧紧抓住愤怒不放。

成年人的愤怒往往是对外部事件的反应。撇开细节不谈，所谓外部事件，就是"世界没有善待我"的方面。我上面提到的那个男人认为，人们并没有欣赏他作为作家的天赋与能力，就好像一个青少年不喜欢另一个孩子看待他的方式，因此感觉受到了侮辱。这时愤怒出现了，它说："世界不公平，我没有得到应有的待遇。"更可怕的是，怀有这种想法意味着这个人会一直怒气冲冲，直到世界开始公平地对待他。愤怒就像一条盘踞在人们内心的毒蛇，伺机而动，只要稍遭挑衅，就会出人意料地猛烈出击。

这就引出了处理愤怒的第一条原则：愤怒是不可避免的。这个世界不可能永远绝对公平地对待你，所以，很多令人感到羞辱和不公平的事情会不可避免地发生在你的生活里。也就是说，愤怒的感觉在所难免。一旦你接受了这一点，就不必再为自己的愤怒感到内疚和恐惧了。更重要的是，既然愤怒是注定会发生的，毫不出人所料，你又何必紧紧抓住它不放呢？一个人只有在不切实际地认为世界应该如何如何对待他，却没有如愿时，才会感到震惊。他会觉得这些事情是在针对自己，因此愤愤不平。而如果我们知道，被不公平地对待是人生的常态，愤怒是对此正常的反应，我们就不会继续耿耿于怀了。当然，有时候这样做并不容易，因为我们生活在一个充满"行走的火药桶"的社会中，很多人对自己遭受的不公感到愤怒。人们彼此对立，再次加重了每个人的不公平感。

有些人会坚持认为世界应该公平地对待他们，结果是，他们使自己沦为受害者。在国家层面，这会导致利益集团间的战争和社会的分裂。然而，受害者心态式愤怒永远不可能成为一种建设性的愤怒，它以"事情本不应该如此"的无意识欲望为食，永远不会停息。受害者成了一种身份认同，这也是我们紧抓愤怒不放的原因。从这个意义上说，一个人越愤怒，就越不可能继续自己的生活。愤怒成了阻碍他前进的锚。想想你周围的人，他们是不是总会因为同样的事情怒不可遏？他们被困住了。于是，问题就变成了：如何才能不被愤怒和受害者的身份困住，在生活中一往无前呢？

关键要在感到愤怒的那一刻就进行处理。它在你的内心发酵的时间越长，你就越容易认同它，它会因此而根深蒂固，最终阻碍你过上健康的生活。处理愤怒并不等于压抑愤怒，埋藏在心底的愤怒可能正是我之前提到的那位作家的死因。我们需要以一种创造性的方式将愤怒转化为积极的力量。这包括三个步骤。第一步，肯定愤怒！当你发现自己被激怒时，静下心来，专注于你的感受。屏蔽其他一切。让情绪尽可能强烈。我称之为"自我主张"。第二步则是彻底消除愤怒。这并没有想象中那么困难：想象自己在惬意的夜晚仰望无边无际的星空。感受到自己在宇宙中的渺小，你的个人问题将显得不再重要，愤怒也就会被化解。这一步叫"自我控制"。第三步是把注意力集中到激怒你的人身上，并向他传递爱的能量。不要怀疑这个人是否真的值得去爱，要像锻炼身体一样，只管去行动，不必做任何判断。你可以主动向伤害过你的人投射爱的能量，因为**主动去爱**是激发高能量自我的方法。重复这三个步骤，直到你的情绪得到缓解。你没有压抑或否认你的愤怒，而是将它转化为另一种能量。每次你这样做时，你的自我意识都会变强，你也会更不容易受到他人行为的影响。

你可能会觉得这是一种被动的做法，但事实并非如此。陷于愤怒，是对我们自己的损耗。我们会花费大量的时间和精力去思考别人对我们做的事情，并想着如何让那个人认错并改正。这时，我们没有把自己的幸福放在首位。我们迷失了自己，愤怒削弱了我们过好自己的生活的意志。表面上看来，愤怒可能是强势的，可以惩罚到对方，而实际上别人很少会因为你的愤怒而遭受折磨。我们被自己的愤怒困住了，这才是真正的被动。这就是"受害者"的另一层含义——一个正在浪费自己的意志去愤怒的人。

而一旦你学会将愤怒转化为爱，你就会体验到更强大的自我意识。从这一新的视角出发，你将不仅能够接受生活中的挫折和不公，还能够不被情绪束缚住手脚。你会更加平静，更加自信。你的精力将被释放出来，你将能够更加自由地专注于未来。你不会再因为愤怒而成为一个受害者。当你放下仇恨，源源不断的创造力就将通过爱表达出来。这个更高层次的自我会给你带来无声的勇气，让你勇往直前。相信我，这种勇气绝对胜过世界上所有愤怒的尖叫。

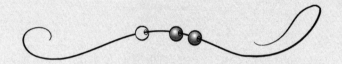

表面上看来，愤怒可能是强势的，可以惩罚到对方，而实际上我们是被自己的愤怒困住了。

警惕即刻满足

　　一名大型摄影经纪公司的老板曾向我求助，因为他的生活彻彻底底地崩溃了。他体重超标，体态臃肿，蓬头垢面，总是不记得将衬衣塞进裤子，看上去简直像一个生活无法自理的孩子。你绝对想不到他经营着一家大型经纪公司。事实上，这家公司正在折磨着他。他的客户都是富有个性的艺术家，他只能唯命是从。"我就像一个拥有三十个嗷嗷待哺的婴儿的母亲！"因为无法拒绝来自客户的要求，他每天都处于精疲力竭的边缘。怎么办呢？他学会了用放纵来抚平自己的痛苦，而这些即刻的满足进一步削弱了他的身体和精神。他每天都会偷偷地吸上几口大麻，经常暴饮暴食，强行向每个人倾诉自己的烦恼。

　　生意很好，但他的生活却一团糟。他需要新的办公室，却没有精力搬家。他必须拒绝几个不讲道理的客户，但又害怕引起纠纷。他与妻子渐行渐远，却抽不出时间陪伴她。尽管他看起来像个孩子，但内心却感觉自己非常苍老："我感觉自己就像快要死了一样。"我告诉他，他可以重新找回生活的方向，并由此恢复生命力，但代价是，他必须改变他的坏习惯，不再吸大麻、暴饮暴食或情绪失控。这个提议让他惊慌失措。"没有这些东西，我一天都过不下去。为什么我不能先改变其他事情呢？""因为那是不可能的。"我回答道。

他用即刻的满足来抚平痛苦的坏习惯不仅威胁着他的健康，还耗尽了他继续前进所需的能量。我们所有的坏习惯都是沿着同一条路径产生的——通过我所说的"下行通道"直奔眼前的满足。无论我们是伸手去拿饼干或香烟，还是发牢骚或宣泄愤怒，我们都在寻求一种立竿见影的奖励，一种即刻的满足。我们的欲望通过"下行通道"迸发出来，说："我现在就要。"

可悲的是，我们中的许多人在做任何事情的时候，都要通过"下行通道"。

这位经纪公司的老板之所以无法拒绝客户的要求，正是因为他想要即刻赢得客户的认可。他为此不择手段。"下行通道"能创造的永远只是灾难。当即刻的"快乐"结束时，我们环顾四周，会发现自己一无所有。即便如此，我们仍无法做出决定，离开对我们的身心健康极其有害的"下行通道"。

坏习惯是由我们心中的恶魔驱使的，这股内在的力量——我们的"X部分"是一个狡猾的对手，非常善于扰乱我们的心智。在它的控制下，我们变得看不到其恶果。我的患者常说："我知道暴饮暴食和滥用药物对我不好，但当我沉溺其中时，危险似乎并不存在，我能感觉到的只有冲动。"当你因为内心迫切的渴望无暇顾及行为的后果时，就会失去对未来的感知，仿佛眼前的快乐就是一切。没有未来，人生就毫无意义，而你却轻信了"X部分"的谎言：没有这些即刻的满足，你一刻也活不下去！

事实上，你当然可以！因为你天生就具有这种能力！

生活是一场博弈。希望自己不白白痛苦，希望自己的努力获得回报，这些都是刻在人类骨子里的东西。虽然我们不知道回报是什么以及何时会到来，但我们知道这是宇宙的法则，并对此充满信心。可是"X部分"告诉我们："你很特别，不需要受到这一规则的约束，你现在就有权得到回报。人唯一可以信赖的就是眼前的满足，什么未来的回报，都是胡扯!"然而,如果一个人对于延迟满足没有信心,他将变得软弱。"如何保证我未来会获得回报?既然无法保证,那我为什么要付出努力?"他将坏习惯当成了奖励,对宇宙的真相视而不见,这不仅危害着自己的健康,还让他表现得像个孩子。"X 部分"彻底欺骗了他。

我们如果没有认识到这一危害,并对此进行控制,终将对"坏习惯"上瘾。你会习惯性地被冲动驱使,通过"下行通道"寻求满足,最终将生活搞得一团糟。我们是有灵性的存在,真正的满足感必然来自与更高驱动力的连接。无论你如何称呼这些力量——上帝、心流或无意识——都不重要。重要的是,这些取之不尽的力量只存在于我们内心。你越是向物质世界里寻求,就越会远离这些力量,并感到深深的空虚。开始的时候,我们只是感觉到内心有一点儿空虚。这很正常,每个人的内心或多或少都会有一些空洞之处。但"X部分"告诉我们,再抽一根大麻、再吃一块蛋糕、再暴怒一次,我们就可以轻松地填补这些空洞了。一旦我们真的这样做了,就会更加远离能够真正填补空洞的内在力量。我们越凭冲动行事,内心的空洞就越大,这是一个不断加剧的恶性循环。

这就是成瘾的本质:我们拼命地用有限的满足感去填补

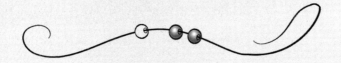

这就是成瘾的本质：我们拼命地用有限的满足感去填补无限的空虚。

无限的空虚。

有一句古老的谚语说，疯狂就是一遍又一遍地做同样的事情，却希望得到不同的结果。从这个角度来说，我们试图用即刻的满足来抚平痛苦的行为，足以称为疯狂。

尽管这一模式极具破坏性，却很难改变。当我们拒绝给予自己即刻的满足时，就会觉得自己被剥夺了。"X 部分"唤起我们的自私，质问道："凭什么连这点儿生活的乐趣都不能给我？"

与之对抗的唯一方法是找到一个同样利己的理由，不让自己屈服于这些冲动。换句话说，我们需要在重夺对自己的控制权中找到真正的乐趣与回报，而这些是无法通过"下行通道"获得的东西。你只有从能量而非即刻满足的角度看待生活，一切才会改变，并且变化得很快。

你每抑制一次冲动，就会关闭一次"下行通道"，也就是与更高驱动力建立了一次连接。"下行通道"被关闭后，能量会得以反转，它们将进入"上行通道"，以更强大的形式涌现。而这个过程充满了创造性力量，连接着涌动着无限能量的世界，可以帮助你朝着真正的目标前进。

不久你就会发现，回报是巨大的。因为在这个更高的通道中，能量可以不断累积。每一次克制都像在往小猪存钱罐里投掷硬币，你在为自己储蓄。而这份积累带来的回报，又会赋予你坚持下去的勇气、创造力和使命感。

能量反转不是一个概念，而是一个工具。每当你想要通过"下行通道"获得即刻满足时，一定不要忘记使用它。比方说，你想吃一块糖果，想象中的香甜味道打开了"下行通道"。如何关闭它，让能量反转发生呢？我发现，最好的办法是去感受痛苦，告诉自己如果继续顺着"下行通道"前行会导致怎样的痛苦，比如要为了减肥而拼命节食。让自己在对糖感到渴望的那一刻就连接到那种痛苦的感觉。如此坚持练习，效果会越来越好。

现在，"下行通道"关闭了，但这还不够，你需要进入"上行通道"。默默地呼救，尽可能充满激情地去做，想象有一大群精神向导从天而降，将你从"下行通道"中救了出来。想象你看到他们穿着白色的长袍，尽可能地想象这个画面的全部细节。如果你对"精神向导"这个概念感到困扰，那就把他们想象成来自你的无意识的纯粹力量。最后，想象自己和这些向导正在走向世界。你们的目标是服务世界，训练自己快速体验到"给予"的感觉，这是与更高驱动力建立连接的最直接的方式。你会因此真切地感受到，吃糖的冲动已经烟消云散。

我们生活在一个容易上瘾的社会。即刻满足是我们的信仰，谈论自控力的声音十分微弱。所以，你必须改变试图用即刻的满足来抚平痛苦的坏习惯，这样才能产生一股可以改变未来的力量。

追求正确，
只会让人犹豫不决

没有哪个角色比哈姆雷特更让我印象深刻的了。这不仅仅是因为莎士比亚的才华，更重要的是哈姆雷特面临的无法做出决定的困境令人着迷。四百多年过去了，丹麦王子在决定面前饱受折磨的状态仍然打动着每个人。毫不夸张地说，优柔寡断是现代人最显著的精神特征之一，我们在哈姆雷特身上看到了自己的悲哀。失去了传统的约束，脱离了教会、家庭和社区的指导，我们越来越多地只能靠自己来决定命运。从某种意义上说，我们拥有着前人无法想象的自由，但随之而来的是我们的祖先无法想象的焦虑。我们有如此多的选择，却似乎无法做出一个最小的选择。到底是现代社会的什么特征让我们如此难以抉择呢？

莎士比亚的戏剧为我们提供了线索。《哈姆雷特》创作于17世纪初，恰逢现代社会的诞生。对理性和逻辑的重视催生了对宇宙的科学认知，最终引发了工业革命。"理性"统治了世界，对每个人的心理都产生了深远的影响。从积极的角度来看，推理能力让我们拥有了属于自己的个性和高度的自由——事实上，这正是现代人的标志。但思考永远无法带来确定性，不仅如此，"理性"会让你远离直觉，这实际上反而会增加决策的不确定性。即使是理论物理学也认为，理性的观察者永远无法预测将会发生什么（海森堡提出的不确定性原理）。从这个意义上来说，哈姆雷特走在了时代的前列。他的优柔寡断和自我怀疑恰恰成了现代人类的原型。思考和推理能力将他与世界隔离开来，并使他的行动能力陷于瘫痪。这就是他让我们如此着迷的原因：他的困境就是我们的困境。

　　通过推理来做决定的问题在于，它暗示你可以做到绝对正确。如果你能够掌握当前问题的每一个相关事实，这当然没有问题。不幸的是，生活并非如此。如果你决定创办一家企业，你根本无法预测十八个月后经济形势会发生什么变化；如果你决定送孩子去参加夏令营，你也不可能知道下铺的伙伴会给他带来怎样的影响；即使你只是去看一场电影，你也无法预料电影院今天是否会满座，在去往电影院的路上是否会遭遇拥堵。我们生活在一个无法预知、不断变化的宇宙中，无法完整或绝对地了解任何事情。因此，"通过对所有因素进行逻辑分析就能理性地做出正确决策"的观念并不适用于现实生活。历史上最著名的决策者之一亚伯拉罕·林肯表示,他在做出重大决策之前,从未掌握过所需的全部事实。艾森豪威尔在下令登陆诺曼底后,对自己的决定非常不确定,以至于病倒了。他回到自己的房间,睡了整整一天。

认为自己可以通过思考做出"正确"的决定,会让人产生一种虚假的掌控感,所以特别具有吸引力。你错误地认为自己已经掌握并分析了情况的方方面面,然而,这只有在一个静止的世界中才可能实现。如果我们真的生活在一个完全已知的、静态的世界里,那么一旦我们决定了某件事情,它就永远确定了,没必要做出任何进一步的决定。这很好,但这是不可能的。大多数糟糕的决策都是在这种不切实际的预期下做出的。我们希望自己的决定是"正确的",希望世界不再变化,希望自己永远不再面对不确定的事情。结果是,我们会认为,即使是最微小的决定也会变得生死攸关。"如果我做了一个好的决定,我就会得救;而如果我做了一个坏的决定,一切就都毁了。"事实上,你的决定没有这么重要,无论它是否正确,生活都将继续。除了死亡和缴税,生命中唯一无法避免的事情就是做出进一步的决定,而且往往是在你过去慎重思考过的领域。你可能会为孩子上哪所学校而苦

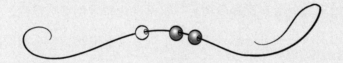

除了死亡和缴税，生命中唯一无法避免的事情就是做出进一步的决定！

恼，最后做出了选择，并祈祷一切顺利。但很快，你发现孩子真的不喜欢这所学校，刚刚过去一年，你就不得不慎重地考虑转学的事情了。

需要做出新决定的时刻又到了。它总会到来的。

一旦你放弃了"我必须做出正确的决定"的信念，你就可以把决策看作一个过程，并因此放松下来。你不再认为只要做出一个足够正确的决定，就可以让你避免不确定性，一劳永逸。每个决定都只是你余生决策过程中的一个小小的步骤。除了极少数例外，没有一个决定能拯救你或毁灭你（尽管当时看起来可能是这样）。所以，能够改变你的生活、减轻你的巨大压力和自我怀疑的，是学习并应用正确的决策原则。这要求你将注意力从决策的结果转移到如何做出决定上来。只要你坚持这些原则，即使结果不够"完美"，你也能在这些领域变得更加强大。

容忍损失

在做决定时，想要尽量避免损失是人之常情。更何况，"我可以做出正确的选择"这一幻想带来了更深的错觉，即相信我们居住的城市、我们选择的职业道路、我们看的贺岁电影是最好的选择。我们贬低没有被自己选择的道路，因为这样做可以逃避一个真相：选择，意味着不得不有所取舍。但事实上，损失是做决策不可避免的附属物，选择本质上就具有不可兼得的局限性。如果我选择住在佛罗里达州，我就失去了在科罗拉多州生活的可能；如果我选择当老师，我就失去了成为一名工程师的机会；如果我去看某部电影，我就会错过同日上映的另一部。这显而易见，而我们却常常对此视而不见。从某种意义上说，你所做的每一个决定都限制了你的生活，这是不可避免的。幸运的是，充分地意识到这一点能够让我们的精神世界更加强大。外部世界必然会有损失，这会迫使我们敞开内心世界，向内寻求满足感。做决定可以增强精神力量。从长远来看，听从内心的主导来做决策实际上会创造出更好的外在结果。

更重要的是，你开始明白，即便决定带来的结果并不理想，也并不意味着你是一个失败的决策者。与之相反，在每次选择时都预料到损失，已足以说明你是一个好的决策者。因为这意味着你能更好地应对选择带来的任何结果，摆脱"我一定要做出正确的选择"的执念，从而摆脱恐惧和"选择无力"。

明确你的价值观

想要做出"正确"的决策，需要明确自己的价值观。信息差永远存在，而正是在那个不确定的地方，你必须做出决定。列出利弊清单这一做法虽然被普遍践行，却并不明智，因为总会有你还没有意识到的利弊。我们可以换一个思路——如果你能确定对你来说的"最高价值"是什么，选择将变得更加容易。"最高价值"不一定是道德价值。问问自己：对你来说，什么是最重要的？你可以选择住在明尼苏达州，虽然那里天气恶劣，但能常常与家人团聚对你来说是最重要的；尽管工作辛苦，你还是可以选择成为一名儿科医生，因为为儿童服务对你而言是最高价值。对你来说最重要的东西，无论它是什么，都可以成为你的选择中超越一切"优缺点"的决定性因素。甚至当你事后审视自己的决定，怀疑自己是不是犯了一个错误时，你也能很快意识到，损失是值得的，因为你选择了自己最为看重的东西。做决定时你会犯很多错误，我们都会，但你会因此而越来越确定，对你来说什么是最重要的。人生中还有比搞清楚这件事更有价值的事情吗？

相信自己的直觉

直觉是一种不同于理性的智慧。它毫无理由地来到我们身边，并驱使我们开始行动。这意味着，除非你与自己的无意识联络通畅，否则你无法利用你的直觉。与无意识建立联系的两个关键是：用头脑中的画面来代替文字，将睡眠作为通向无意识的大门。

当你面临抉择时，不妨试试这个方法：临睡前，选择一个可能的行动方案，并想象如果你朝着这个方向走，会发生什么，想象自己看到了那个画面。然后再去想象相反的行动方案，并再次让可能发生的情况以画面的形式浮现。最后，忘掉两组图像，开始睡觉。醒来后请留心自己的直觉，你会出现一种非常强烈的本能，想走其中某一条路。在做出重大决策之前，你可能需要多次重复使用这一方法。富兰克林·德拉诺·罗斯福以在做出决定之前小睡一会儿而闻名。这是一种非逻辑性的技巧，是我们向超越意识的力量寻求帮助的尝试，乍看之下可能有些怪异。但是，你越多观察自己和他人做出的决定，就越会意识到，逻辑在我们最终做出决定时所起的作用是多么微不足道。不要害怕凭直觉行事，因为缺少直觉的帮助，你可能会变得像哈姆雷特一样，在理智的抉择下陷入"瘫痪"，把生活变成一场悲剧。

真正的成功在于创造

"让我来告诉你吧，富人的生活和我们的完全不同！"《了不起的盖茨比》的作者 F.S. 菲茨杰拉德说。在菲茨杰拉德的笔下，这些富人乘坐私人飞机，建造豪宅，拥有一大批"仆人"来满足他们在尘世中的一切需求。他们似乎生活在一个独立的宇宙中，不被支配其他人生活的力量所影响。然而，当我开始与超级富豪们打交道时，我发现菲茨杰拉德先生完全错了。金钱的确可以使富人不必遭受生活中大多数物质方面的不适（当然，疾病除外），但在情感和精神上，富人与我们一样，面临着无法避免的挑战。我们之所以愿意相信富人与众不同，是因为这样可以强化我们的信念：只要我们拥有足够多的钱，我们的人生就成功了，一切问题都将迎刃而解！如果有钱真的能解决一切问题，那么富人的生活最好没有任何烦恼，否则我们对财富的狂热追求还有什么意义呢？

贪婪不足以解释这种痴迷。我们的确在金钱中感受到了某种至关重要的东西，只不过它和我们通常想象的并不一样。

我们的文化每天都在告诉我们，金钱是万能的，是宇宙的终极价值。这个想法并没有听上去那么疯狂，因为金钱的确具有与宇宙基本性质相吻合的重要特质。每一次交易都意味着货物、服务的易手，意味着转移和流动，而"流动"是世间一切的驱动力，是宇宙的核心生命力，是新事物不断被创造的源泉。这才是人类的终极渴望。我们误解了成功的意义，以为金钱才是最重要的东西，其实我们看重的是金钱带来的事物的流动与创造。而这种本末倒置，正在让我们的社会四分五裂。

真正的成功就在我们眼前。看看宇宙本身，千万年来，它源源不断地创造了无穷无尽的生命，还有什么比这更成功的吗？我们每个人都是宇宙的一个微小模型，不断创造的需求也在我们心中。只有在创造之中，我们才能感受到真正的成功和活力。得到再多的钱也无法取代这种感觉。我在治疗一位身价超十亿美元的富翁时领悟了这个道理。他通过与年轻合伙人收售公司而积累了大量财富。然而，结束与别人的合作关系后，我的患者变得非常沮丧，没有信心独自创造新的商业机会。我仍清晰地记得他说的话："如果我不能创造新的财富，那么我就不再成功。"这句话虽然透露出了贪婪和神经质，但也蕴含着深刻的道理。我们所有人都需要感到自己正在生活中创造一些新的东西，感到自己每天都在流动。这位富豪的不幸不在于永不停歇地追求成功，而是除了金钱，他认为创造任何新的东西都不算成功。这种错误的观念几乎毁了他。

真正的成功是当你创造出新事物时感受到的活力，它与外部结果无关。当你居住在宇宙中的某个空间之中，融入了"流动"，你就成功了，你会因此感觉到未来有无限可能性。与之相对的，是一个没有新事物产生的有限世界，而这就是失败的含义。你感到负担沉重，成为受害者，无法预见积极的未来。所谓成败，就在于你选择了不断创造还是一成不变。这决定了不同的游戏规则。美好而成功的生活取决于找到属于你自己的创造之路，并一直走下去。

这不是什么理论上的假想，当你进入流动之中，你就会切身感受到全然不同的美妙。

那我们该如何找到通往这种创造性状态的道路呢？答案是学习宇宙的模型及其运转模式：创造性循环。让我们一起来看一下伟大的进化过程。一开始是基因突变，这不受人类

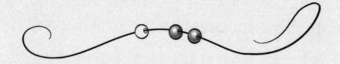

真正的成功是当你创造出新事物时感受到的
活力，它与外部结果无关。你会因此感觉到
未来有无限可能性。

控制，由人类寻求改变的本能所致。接下来，我们在新基因的驱使下采取行动。经过一段时间的检验，一些新的基因及行为模式幸存下来。这又会发展出新的本能，从而再次开始循环。这个创造性过程循环往复、无休无止，最终创造出了人类。这是一场巨大的成功。本能、行动、成果，本能、行动、成果——宇宙永不停息。人法天地，真正成功的人懂得效法这一循环。然而，我们大多数人并不愿意这样做，而是跳出循环，与宇宙之力的无限可能性彻底切断了联系。这也就是为什么人们总觉得自己是一个失败者。其实，效仿这一创造性的循环并不困难，你需要做的只是通过下面的方法，将它运用到自己的生活中。

听从直觉

正如我在上一篇中所说的，直觉是一种超越语言的智慧，它往往通过行动来表达。它不像思想那样清晰，无法用"正确"的逻辑来证明。然而，你的直觉在"我是谁，我将成为谁"这件事情上，是完全具有发言权的。问题是，我们并不相信自己的直觉，大多数人都不习惯靠直觉生活。所以，如果你真的想要依靠直觉的指引来找到属于自己的"成功"之路，唯一的方式就是用行动去锻炼你的直觉。如果直觉告诉你，你可以写一个剧本，那你就必须唤起创作的行动循环。这意味着你真的要开始撰写剧本，并承受后果。我知道，你担心行动"失败"会证明你的直觉是"错误的"。所以一定要记住，即使错了也没关系。最重要的是，你一遍又一遍地遵循了自己的直觉，激活了创造的魔力。即使进展得并不顺利，你对自己直觉的信心也会增强，而这就是成功。

采取行动

与智识不同，如果不付诸行动，那么敏锐的直觉无法发挥任何价值。然而说到行动，大多数人会感到巨大的困难。我们习惯于被动地等待，似乎不主动作为就可以免于恐惧，并以退为进地将自己置于"不败之地"。这反映出了人们对成功的巨大误解。实际上，无论如何，我们都需要采取行动。为什么？因为行动不是为了取胜或取得某种特定的结果，行动本身就可以改变我们的状态，让我们进入创造与流动的"成功模式"。所以，当你有一种想要去做些什么的直觉时，你必须训练自己立即行动起来。这将激活循环，让你与宇宙中的创造力建立连接。这些力量会在你开始采取行动的那一刻就改变你的状态，而结果上的成败早已无关紧要了。

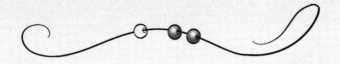

行动不是为了取胜或取得某种特定的结果，
行动本身就可以改变我们的状态，让我们进
入创造与流动的"成功模式"。

接受结果

正如我们大多数人误解了行动的作用一样，我们也误解了结果的意义。结果不可能总是好的。你的第一个剧本卖不出去，或者你的初创公司破产了，你因此认为自己是一个失败者，这很正常。但是，关于成功的新观点是，只有当你脱离了创造的循环，你才是失败者。对于致力于"本能、行动、成果"循环的人来说，糟糕的结果仅仅代表需要修正。请记住：无论你在创造什么，你都不是在孤军奋战。一切新事物都是你与宇宙生命力合作的产物。所以，糟糕的结果只是在告诉你，你正在以一种错误的方式接近这些更高驱动力，而这种方式需要改正。你可能会发现自己是一个小说家，而不是一个编剧，或者你需要开启另一条事业赛道。与更高驱动力共同创造是一项意义深远的活动，我们很少能在第一次甚至前一百次就成功。一旦你接受了这一点，即使是面对最消极的后果，你也会开始感受到神圣的智慧。此时此刻，世间再也没有什么能够阻挡你的脚步，你会不遗余力地去创造余生每一天的成功。

相信我，拥有这种感觉比拥有世界上全部的钱还要好。

爱那个正陪在你身边的人

当下的文化环境"教导"我们：人要不断追求更好的东西。我们认为自己有权利渴望更大的房子、更高级的汽车、更有声望的工作。在盲目力量的驱使下，我们不断向外寻求更多。结果是，我们因害怕错过"更好的东西"而陷入疯狂的行动，而这让我们倍感疲惫和空虚。在亲密关系中，这种狂热尤其具有破坏性。想要一辆更好的汽车是一回事，想要一个更好的伴侣则完全是另一回事。我们把一种贪婪的、评判的力量带入了一个本不属于它的地方——爱的领域。

我曾在我的一位患者身上目睹过这种渴望造成的悲剧。他是一位三十多岁的演员，婚姻幸福，有两个孩子，不过在事业上一直没有什么突破。出乎意料的是，他担任主角的一部电影刚一上映就大受欢迎，他也因此一夜走红。突然之间，他成了电影明星，而他在心理上对此毫无准备。他换了一套更大的房子，为自己买了很多"新玩具"，这些当然可以理解。但他似乎并没有彻底满足，开始和我谈论"找一个更好的妻子"。虽然听起来很扭曲，但他坚定地认为，成功使他有权在婚姻中得到更多的东西。他一定要抓住这个机会。

最令人震惊的是，他对新妻子应该是什么样子有了具体的幻想。"她必须很富有，靠自己成名，魅力非凡，过着阔绰的生活。"他虽然承认自己现在的妻子就很漂亮、有爱心，而且具有创造力，但与他幻想中的这个伴侣相比就黯然失色了。成名之后，他得以在著名的女演员中寻找他的理想伴侣。乍一看，所有人都很光鲜、很理想，但随着接触的深入，他不可避免地发现，每个人都有很多缺点，绝不是他梦寐以求的理想伴侣。在他"猎艳"期间，他的妻子提出了离婚。然而不出几个月，他开始恳求妻子回到自己身边。她同意了。直到这时他才明白，成熟的亲密关系需要的是什么。

他为了寻求一个幻觉，差点儿毁了自己的婚姻。他所追求的其实不是女性的某个具体属性，财富、美貌都不是最重要的。他真正想要寻找的，是一个拥有改变现实本质的神奇能力的人。现实是不确定的，常带来痛苦，这就要求我们不断为应对现实而付出艰苦的努力。消费主义提出了解决方案，不断向我们兜售具有神奇魔力的各种商品，然而这并不能解决所有问题。如果我们能找到一个帮助我们从现实中解脱出来的人，那才是真正诱人的魔力！这个人将带领我们进入另一个宇宙，在那里我们可以一直轻松、自在。问题是，无论多么有魅力的人都没有这种能力。我们最多将这种美好的想象投射到一个并不具有这种能力的人身上。然而，一旦开始相处，我们就会失望。为什么魔力会随着接触而消失？

想象一下电影放映机。屏幕必须与投影仪保持一定的距离，如果距离太近，就无法显示图像。人和人之间也是如此。只有在距离较远的情况下，我们才能将幻想投射到对方身上，魔力才能显现。而一旦你开始了解他们，幻象就会随着距离一起消失。你看到了他们的真实面目，因此大失所望。所以，如果你想维持幻想，你需要的是一个永远没有机会得到的人——一个与别人结婚的人、对你不感兴趣的人，甚至是你从未见过的人，而这个人永远不可能是你的伴侣。

大多数人最终会意识到，拥有拯救我们的神奇魔力的理想伴侣并不存在。然后，我们会变得更愿意与身边的人相处，并理解爱的本质。

简单来说，爱是一个过程。凡是过程都意味着无法一劳永逸，需要无休止地工作，因为永远无法实现完美。这并不

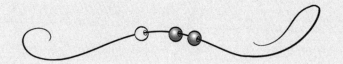

如果你想维持幻想，你需要的是一个永远没有机会得到的人——一个与别人结婚的人、对你不感兴趣的人，甚至是你从未见过的人，而这个人永远不可能是你的伴侣。

是一个令人兴奋的消息，却是迈向幸福的第一步。你可以像练习钢琴或打理花园一样，不断努力，在关系中获得满足感。

当然，你需要一些帮助——只有你认为这样做的确对你有好处，并相信自己能够做到（这样做本身就是成功），你才能坚持下去并在关系中获得幸福。否则，你就会放弃这个过程，游离于关系之外，去寻找只有远方的未知事物才能带来的神奇快感。以下是你需要努力的方向和一些能够帮助到你的工具。

控制幻想

幻想其他伴侣是人类的天性。我们会告诉自己："只是幻想一下而已，为什么要拒绝这一无伤大雅的快乐呢？"事实也的确如此，幻想往往不会给关系带来伤害。但如果超过了一定限度，它就会成为亲密关系的障碍。如果你长时间沉浸于脱离现实的幻想中，并且将幻想当作对伴侣不满的解药，那么你的幻想就失控了。幻想由图像构成，因此蕴含着巨大的情感能量（这也是我们喜欢看电影的原因）。你在幻想的理想伴侣身上和理想生活中投入的精力越多，你在真正的伴侣身上和现实生活中投入的精力就越少。请诚实地估算你用于幻想的时间。如果发现自己在这方面失控了（这种情况很常见），你就必须培养起打断幻想的意志。起初，你会对此感到不满，但请告诉自己："我是一个有担当的成年人，有足够的能力面对现实。"这不仅将让你对自己的伴侣更加满意、拥有更和谐的亲密关系，还会使你对自己更加满意——这正是你对伴侣满意的前提条件。

管理判断

我们的幻想对亲密关系影响重大，要接受这一点已经很难了。而更难以接受的是，我们的判断也具有同样的力量。当你认为一个人是你的"理想伴侣"时，你将对他的智力、个性、性能力等充满积极的判断。而事实上，这些判断不过是基于情绪的想法，往往是错误的。即使是面对真正的伴侣，我们的大多数反应也与客观事实无关，而是与我们对他是谁的主观判断有关，根本谈不上"正确"。我知道这很讽刺，但如果你能承认这一点，你就能自由地选择有助于增进关系的想法。

首先，你必须学会管理对伴侣的负面评价。在亲密关系中，对方的缺点会变得显而易见，我们会因此产生越来越多的负面判断。我们关注他们的缺点，却没有发现，问题并不在于我们的伴侣，而在于我们对自己的伴侣并不完美这一事实感到失望。爱的过程就是，你发现自己对伴侣的期待不切实际，要从大脑中清除因此产生的消极判断，代之以积极的想法。这意味着你必须积极地思考伴侣的优点，这些想法会重新激发他们的魅力。一切努力都会得到回报：你不仅会对伴侣感到更加满意，而且这种全新的心理自控力蕴含着一种内在的力量，会让你在今后的生活中更加自信，情绪更加稳定。

表达情感

我们愿意相信，自己向伴侣表达的情感基于我们对他们的真实感受。但是，我们所表达的情感决定了我们对伴侣的感受，这也是事实。试试这个方法：每当你和伴侣在一起时，尤其是只有你们两个人相处的时候，与他交谈并抚摸他，就好像他非常迷人一样。这样做时要充满激情，而不是敷衍了事。坚持一个星期，我保证你的伴侣会变得对你更有吸引力。一旦你发现表达爱意会给你们的关系带来多少浓情蜜意，你就会明白这是相爱所必须做的事。你的伴侣会感受到你所做的努力，通常也会给予相应的回应。你不仅改善了你们的关系，还学会了如何运用情感表达的力量来激励他人。

没有人教导过我们，爱需要付出巨大的努力。但不管你喜欢与否，这就是爱的现实。一旦你开始通过行动表达爱，你就会感觉到关系不断向前推进，并对未来充满希望。最终，你会在亲密关系中看到更高的目标，并不断在接受爱和付出爱的行动中获得满足。在这个世界上，没有比表达爱能教会你更多东西的老师了。

精神独立

小时候在纽约街头，我非常害怕遭人殴打。我有过被打的经历，知道只要挨了一拳，我的眼泪就会夺眶而出，痛苦异常。为此，我变得非常善于回避冲突。多年后，我学习了武术。训练过程中，我和同伴们被迫相互切磋，"挨打"成了家常便饭。出乎意料的是，虽然我在武术馆遭受的打击要比小时候的大很多，但我并没有因此痛哭流涕或恐惧异常。为什么愤怒时挥出的一拳比空手道课上打出的一拳对我的伤害更大？答案是，在日常打斗中被击中会带来情感上的痛苦，而这种痛苦在搏击训练中是不存在的。你震惊地意识到别人真的想伤害你，这才是痛苦的真正来源。在第一次上战场的士兵身上，类似的现象也会发生。当子弹飞过来时，他们的第一反应往往是震惊，而不是恐惧。他们不敢相信竟然有人要杀死他们！战争和拳脚相向都是人类冲突的极端形式，而我们对它们的反应揭示了大多数人都有的一种错觉。这种错觉严重限制了我们充分享受生活的能力。

我们愿意相信：冲突是完全可以避免的。这不仅包括极端形式的肢体冲突，更包括常见的语言和情感攻击。我不明白，当我们看到周围有如此多的冲突存在之后，到底是怎么维持这样的幻想的？我们能够接受他人会受到攻击这一事实，但在内心深处，我们相信有某种特殊的力量在保护自己免于冲突。所以，当有人攻击我们时，我们会感到震惊："我是个好人，怎么会有人想伤害我呢？"这是孩子的反应，不应是成年人的。孩子可以期望在父母和周围人的关爱中得到安全感，活在一个完全没有敌意的世界里。而成长恰恰意味着，离开这个被保护的童话世界，进入现实世界。在现实世界里，你不仅会受到他人的攻击，而且这些攻击往往是毫无道理的。

最痛苦的攻击来自误解与仇恨。因为我们内心的小孩想要得到的是认可和崇拜，是与之完全相反的东西。你要求邻居在半夜把音响的音量调低，他却指责你是个爱管闲事的浑蛋。你站起来发表演讲，却被一个大嗓门的人喝止。你在工作会议上提出一个新想法，却遭到老板的粗鲁侮辱。误解与仇恨不仅意味着有人不喜欢你，更意味着他们从根本上曲解了你的为人。"我是善良的"这一童真的自我认知遭到了挑战，感觉就像是我们的人格遭到了严重的侮辱。

为了回避冲突及其带来的痛苦，我们正在形成一种没有人愿意表明立场的"讨好型"文化。社交媒体的存在更是加剧了人们对误解和仇恨的恐惧，因为网络暴力所带来的攻击强度与速度是前所未有的。当然，我们并不能否认这是一种稳妥的做法，毕竟媒体有能力制造一场又一场的风暴——它不仅能帮助我们惩治有罪者，也会不可控制地摧毁无辜者。

实际上，我们每个人都应该学会在自己的生活中表明立场，而不是永远"讨好"地活着。要做到这一点，你就必须有信心忍受不可避免的争吵与误解。然而，我们中的大多数人都对被攻击过于在意，为被"不公平"的对待而困扰，因此痛苦会不断加剧。其实，我们完全可以在被误解和仇恨的痛苦中寻找更高层次的意义，发展真正的个性。当我们想要待在一个没有冲突的"孩童状态"里的时候，得到认可将是我们的首要需求，而这意味着要放弃真正的自己。只有在这种幻想无法实现时，我们才能不必活成他人期待的样子，发现内心深处的另一个自己。也就是说，误解和仇恨粉碎了我们的假面，可以让我们浴火重生。

而只有当你找到这个真实、独立的自我时，你才能真正

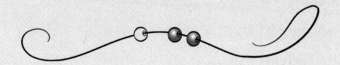

为了回避冲突及其带来的痛苦，我们正在形成一种没有人愿意表明立场的"讨好型"文化。

地成熟起来，进入成年人的世界。在当下的文化环境中，我们经常会混淆身体上的成年和精神上的成年。古代世界比我们更了解这种差异，部落会通过神圣的仪式引导青少年进入成年，鼓励他们放弃对安全感的幼稚需求，获得成人的力量。一个人要到六十岁才能参加部落会议，因为人们认为，只有到了这个年龄的人才能真正不再渴求外界的认可。老年人之所以受到尊重，正是因为他们更加远离尘世，拥有了认识真正的自己的智慧。

现代人缺乏这种仪式与引导，只能由生活本身，特别是通过经历误解和仇恨来步入成年。受到攻击并不意味着你做错了什么，这只是对你精神成熟度的考验。我的一位患者经历了被诋毁与被攻击，因而实现了他自己都难以想象的成长：四十岁的他才华横溢，雄心勃勃，开发出了一种创新型高科技产品。当产品投放到市场后，另一家公司却公开指责他窃取了他们的创意。他们提起了诉讼，负面报道铺天盖地而来。不仅遭受了不公正的指控，向来为自己的独创性和正直而自豪的他，自尊心也倍受打击。由于受到公众的指责，他退出商界两年，那时他担心自己的职业生涯可能要就此结束了。然而，他惊讶地发现，没有了以前的名声和地位，自己仍然可以幸福、快乐地生活。一年后，他推出了另一款独特的产品，并收获了超乎想象的财富和认可。他创立了一家大型公司，并以公正、平和的领导者形象著称。他认为，曾经遭遇的仇恨和误解是生活给他的巨大礼物，不管这在当时给他带来了多少痛苦。他确信，没有这段经历，成功会冲昏自己的头脑，使他成为一个喜怒无常的领导者，最终成为一个不快乐的人。而现在，他能够很好地行使自己的新权力，享受生活带给他的一切，因为他知道，即使没有这些，他仍然是他自己。

对于所有人来说，日常生活中经历的仇恨和误解的小插曲都是我们成为成人自我的机会。我的另一位患者，一位年轻的母亲，她当时正在抚养自己的第一个孩子，一个聪明而任性的五岁女孩。因为缺乏安全感，她迫切地需要女儿不断地崇拜和认可自己。当她试图向女儿设定界限时，发现自己无法承受女儿的不满和"你不爱我"式的控诉。结果就是母女间角色互换，这位母亲甚至不敢限制女儿的就寝时间，而孩子越来越得寸进尺，她则越来越烦躁易怒，母女关系并没有因此保持和谐，两人的冲突不断升级。最后，母亲终于意识到自己有责任承担女儿的仇恨和误解，这才重新扮演起了家长的角色。而在这之前，从某种意义上来说，孩子是没有母亲的。这个问题在今天的家庭生活中非常普遍，这也意味着在提出孩子不喜欢的意见时，父母需要互相支持。如果不这样做，家庭秩序就无法维持。小时候没有经受过反对的孩子长大后会更加无法容忍任何的外界压力，并成为在精神上永远长不大的孩子。

一旦你开始从仇恨和误解中看到成长的机会，你就算是真正地独立了。无论别人的观点如何，你都能拥有自己的主见。你将能够表达自己的想法，并在受到攻击时坚持下去。拥有了这种力量，你就可以成为一个优秀的领导者。

这就是精神上的成年。

这比被全世界认可更令人感到满足。

信仰的力量

　　几十年前，我像往常一样去干洗店。当我穿过街区时，遇到了一条长长的队伍，队伍里的人年龄不一，风格各异。他们以蜗牛般的速度前进着，却没有人抱怨。在前方很远的地方，我看到队伍蜿蜒穿进一栋办公楼，那里灯光和摄像头攒动。这里是洛杉矶，我以为正在拍摄一部电影，而那些人正在排队等待担任群众演员的机会——要不然他们为什么在夏末的烈日下如此有耐心地排队等候呢？但是当我走近入口时，却看到人们纷纷弯下腰，把花束放在我所见过的最大的花堆上。到处都是记者。我问其中一位发生了什么事。她像看疯子一样看着我，严肃地说："这里是英国领事馆。"直到那时，我才把这场街头仪式与一周前戴安娜王妃的去世联系起来。人群中那一张张坚定、肃穆的面孔突然变得有意义起来。哀悼者在三十七八摄氏度的高温下排着队，只是为了参与一件比他们的日常生活意义更重大的事情。对他们来说，这是一种精神体验。

毫无疑问，戴安娜王妃曾经利用她的名气来引起人们对重要问题的关注。但是，我们不能因此而贬低她的一生，因为她的存在对于很多普通的美国人来说具有超凡的意义。他们与她没有任何个人乃至国家层面的联系，却从她那里满足了内心深处的渴望——与某种更高驱动力建立联系的渴望。向外部世界寻找这种更高驱动力，是我们社会的典型现象。戴安娜王妃年轻、尊贵，魅力四射，因此成为大家推崇的不二人选。然而，如果我们把外部世界的人和事当作意义的最终来源，我们就会丧失力量、迷失自己。这是一个比戴安娜王妃的早逝更大的悲剧。为此，建立一种更高层次的内在体验，不依靠外界获得精神力量，成了我们的挑战。无论你称这种内在体验为"神力"、"业力"还是"更强大的力量"，都不重要。重要的是，找到它。只有这样，你才能找到自己真正的力量。

然而，我们中的大多数人无法做到这一点，因为我们缺乏信仰。信仰是一种力量，无论外部环境如何，它都能给我们带来平静和安全感。长远来看，没有信仰的生活是无法忍受的。它的缺失所带来的后果在节假日期间表现得最为明显：空虚萦绕着我们，再多的礼物和聚会也无法填补。然而，这种空虚可以成为一个机会，让我们有意识地培养信仰。你可以像在健身房里锻炼肌肉一样，系统地培养信仰意识，但前提是，你必须放弃对外部世界的执着。

信仰是一种根深蒂固的信念，即生命中存在更高层次的意义，而这是无法通过外部事件来证明的。现代人似乎对此十分反感：既然没有证据来"证明"信仰的真实性，我们要如何相信呢？然而，"证明"只适用于科学领域，在日常生活中却行不通。过去的一个世纪是科学的世纪，却充满了人类历史上前所未有的屠杀和苦难。要求证明信仰的真实性就像用螺丝刀敲钉子一样，是完全错误的做法。想想科学家的基本态度：在证据确凿之前，什么都不要相信。也就是说，科学家总是从怀疑的立场出发，他们的世界在怀疑的体系中运作。当我们把这种态度错误地应用到精神领域，不断要求信仰被证明的时候，也就激活了自己的怀疑系统，让自己的内心处于一种不可能拥有信仰的状态，其结果就是我们被神经衰弱和不安全感所围绕。

人类的困境在于，生活中重要的事情往往是无法证明的。正因为信仰无法也不需要被证明，它才具有如此强大的力量。例如，你无法证明你爱你的父母，但你知道你确实爱他们。这与逻辑或智力无关。信仰是一种不同类型的知识，活生生

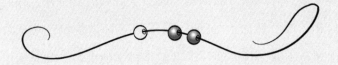

要求证明信仰的真实性就像用螺丝刀敲钉子一样，是完全错误的做法。正因为信仰无法也不需要被证明，它才具有如此强大的力量。

的知识，只能作为一种体验存在于你的内心。它无法被一劳永逸地证明，你只能通过不懈努力来保持它的活力。这也就意味着，想要通过信仰获得心灵的平静和信心，你就必须学习如何不断践行它。无条件地相信是一种生活方式，能帮助你发展出一种精神器官，让你与更高层次的自我建立连接。它是我们的一部分，却能够让我们体验到比自身大得多的力量。对这些力量的体验是绝对可靠的，不过更高层次的自我就像一件乐器，如果不经常练习，就将毫无用处。幸运的是，日常生活为我们提供了三个机会来增强这种鲜活的认知。

放弃即刻满足

我们难以抗拒多吃一块蛋糕或再喝一杯酒的原因之一是，我们没有把它与更重要但看不见的东西联系起来。你本来拥有这个信念——体重不要增加，但在强烈的快感面前，你忘掉了一切。要想有效地激励自己放弃有害的享乐，唯一的办法就是让自己感觉到，在放弃即刻满足的过程中，你的内心正在积蓄一股更高的力量，就好像你在那一刻将钱币存入了精神存钱罐一样。如果你经常这样做，就会渐渐汇聚一股强大的精神力量。你对自己和周围物质世界的掌控力会逐渐增强。你也会因此明白，放弃即时满足不是放弃某种幸

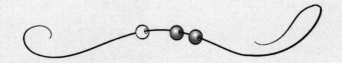

要想有效地激励自己放弃有害的享乐，唯一的办法就是让自己感觉到，在放弃即刻满足的过程中，你的内心正在积蓄一股更高的力量，就好像你在那一刻将钱币存入了精神存钱罐一样。

福，而是在得到一些东西，即使这些东西是看不见、摸不着，也求证不了的。

当然，要践行这种自律，需要秉持"万事万物都是相互联系的"这一理念。我们采取的每一项行动、所面对的每一种情况都是整体的一部分。要克制对伴侣大吼大叫的冲动、控制食欲，或者不向每一次的懒惰屈服，这些事情都是息息相关的。如果你坚持练习，就会感受到事物间的联系。"一切都很重要"的感觉会改变你对周围世界的看法。你的生活将不再是由一系列互不相关的事件所组成的混乱局面。

相信过程

生活中任何重要的事情都需要一个过程来逐步累积，无法一蹴而就。无论是创业、写书还是爱你的伴侣，都需要无数的小步骤。我们在这个过程中感到很吃力，因为在迈出每一步时，我们都无法保证最终会取得成功。总有某个时刻，我们会对自己付出的努力感到不满，想要放弃。然而，这些黑暗时刻正是我们培养信仰的大好机会。在这些士气低落的时刻，当外部世界没有给出任何回应的时候，我们不得不去寻找推动自己前进的意志，依靠属于我们的更高层次的内在力量，而那就是信仰。更高的自我不在意结果如何。只要我们全力投入到过程之中，信仰便会存在。

从事件中寻找意义

作为奥斯威辛集中营的幸存者，精神病学家维克多·弗兰克尔通过观察发现，那些信仰最坚定，甚至能从最残酷的命运中找到意义的囚犯，存活下来的概率要远远高于其他人，因此他得出结论：信仰是一种力量，能够帮助人们承受难以想象的苦难。与此同时，他将"意义"定义为"未来对个人的独特要求"。按照这种观点，你生活中的每一件事，无论多么困难，都会成为你在未来发展某些个人优势时的重要契机。当然，这需要艰辛的付出，但如果你能将在事件中寻找更高层次的意义视为自己的精神责任，你将会真正感受到信仰的巨大力量。

我无法提供任何外在证据来证明这些练习对建立信仰的作用。不过，只要你去践行，就会发现这是有内在证据的。你会发生变化，感受到更强的生命力。

爱情模型：
找到对的人

　　《罗密欧与朱丽叶》也许是莎士比亚的作品中最抒情、最浪漫的一部了。然而它凄美的表象暗含着一个警告：纯粹浪漫的关系模式总是会以悲剧收场。看看身边的人和我们自己，多少凭着激情选择伴侣的人只能眼睁睁地看着激情逐渐消退，最终一切都荡然无存？

　　我们的爱情文化真的称得上天真而浪漫。人们被引导相信爱情可以征服一切，尤其是如果你嫁给了四分卫[1]或娶了返校节女王[2]。然而，超高的离婚率证明了一个事实：在选择伴侣时，仅凭强烈的情感冲动是不够的。浪漫和激情是一种非

1　美式橄榄球和加拿大式足球中的战术位置之一，通常是临场指挥的领袖。——编者注
2　指美国大学或高中在新生入学或学期开始时举办的一系列活动中，由所有学生票选出的荣誉性人物，不仅要有美貌，而且要品学兼优，受人欢迎。——编者注

理性的、不可支配的力量，无法成为判断两个人是否合适、婚姻能否幸福的有效标准。正因为我们在亲密关系中如此感性，我们更加需要一种冷静、客观的方法来评估：到底什么样的亲密关系才称得上健康而值得？这样的一个模型可以让你知道，在亲密关系中什么是合理的期望，什么不是。它可以帮助你看到亲密关系中需要治愈的问题，也可以让你清醒地离开一个对你不利的人。

在认识健康的亲密关系模式之前，你必须了解糟糕的关系意味着什么。我之前谈到过，在这里要再次讨论一下。很多时候，就像有一块无形的磁铁在作祟，我们被吸引到了错误的人身边。简单地说，这种力量就是对魔法的信仰。我们希望在伴侣身上找到改变我们生活的神奇魔力：和他在一起，一切问题都会消失！但是，生活是不确定的，并且常常是痛苦的，它是一个需要不断付出努力的无尽的过程，没有人可以神奇地解救我们。尽管如此，人类仍抱有幻想，认为自己可以因为与一个人结合而生活在另一种现实中，过上无比轻松的生活。我们将一种无所不能的力量投射到伴侣身上，因为这是我们希望看到的。就这样，我们被自己的幻想蒙蔽了双眼，很容易与错误的人建立关系。然而，幻想很快就会破灭，什么都没有改变。即便如此，我们仍不愿意放弃虚假的希望。或许我们还能找回最初的激情,让一切回到原来的样子?我们不愿意离开,因为那不仅意味着孤独,更意味着摆脱生活困境的幻想破灭了。我们犹豫不决,久久地困在痛苦的关系之中。只有认识到,没有人能把我们从痛苦而疲惫的生活中解救出来,我们才能停止在亲密关系中寻找魔力的幻想。到了这个时候,不成熟的亲密关系就不再对我们具有吸引力了。

健康的亲密关系建立在更高层次的情感纽带之上。无论我们的伴侣有多少优秀品质、如何闪闪发光,这种纽带都不会自动产生。

它是一个超越个人的独立实体,是让亲密关系变得神圣的方式。更高层次的情感纽带是一株鲜活的生命,无论发生什么——工作压力大、第三者介入或个人情绪波动——我们都要每天坚持呵护它。一旦停止供养,它就会开始枯萎。然而,为保持它的生命力而付出的努力绝对是值得的。当两个人将这种纽带置于自己的即时需求和不安全感之上时,他们就创造了某种东西,在最黑暗的时刻也能给他们带来能量和灵感。付出的努力越多,这一纽带就会越牢固。从某种意义上说,纽带是努力经营出来的。不成熟的关系则恰恰相反,它们是由对魔法的幻想制成的,而那无疑是最脆弱的东西。

更高层次的情感纽带并不排斥浪漫和激情，而是超越它们。

一旦你将更高层次的情感纽带作为亲密关系的基础，你就有了一个评估伴侣或潜在伴侣的有效模型。首先，你当然必须做出承诺，与伴侣一起建立这种纽带。但是反过来，关键的问题就变成了："他是愿意与我一起建立这种纽带的人吗？"如果不是，那么无论他让你的心跳得有多快，都毫无意义。因为与这样一个人在一起，你最终只会得到痛苦。一个愿意与你一起建立更高层次的情感纽带的人，必须具备三个基本品质：主动、有牺牲精神、有同理心。他不需要在这三个方面都得 A（你也不需要），但至少必须愿意在每个方面都持续努力。一旦你学会了关注这些品质，你就学会了用一套客观、恒定的标准来评判配偶或爱人，而不再会被激情蒙蔽双眼。

主动

一个消极被动的人是无法为建立更高层次的情感纽带做出贡献的。在亲密关系中，双方都有责任坚持不懈地与对方建立连接。这包括在伴侣提出要求之前主动帮助他、每天主动与他沟通、规划共同的活动等等。伴侣的主动会让你感觉到，在相处的过程中，他身上有一股能量在向你袭来。与之

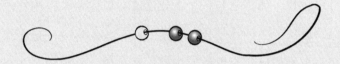

一个愿意与你一起建立更高层次的情感纽带的人，必须具备三个基本品质：主动、有牺牲精神、有同理心。他不需要在这三个方面都得 A（你也不需要），但至少必须愿意在每个方面都持续努力。

相反，如果你感觉只要自己不开口，就永远不会从对方那里得到任何东西，那就说明他缺乏主动性。不论你认为仅靠对伴侣的付出还是仅靠接受对方的付出就能建立这种纽带，都是在自欺欺人，是不可能的。纽带的建立必须是双向的。有患者告诉我，他正在与一个人热恋，尽管这个人很少打电话给他，也从不主动计划任何事情。相信我，这完全是在浪费时间。与之相反，如果你发现对方在疲倦、心烦意乱或自我陶醉的时候仍能有意识地努力与你保持联系、想要为你做些什么，那么无疑，你拥有一个好伴侣！你们的关系建立在善意和成熟的基础上，因此必然会是长久而幸福的。

有牺牲精神

想要在亲密关系中建立更高层次的情感纽带，我们就要在一定程度上牺牲自己的个人乐趣和愿望。只有不成熟的人才会希望在不放弃任何东西的情况下建立关系。他们生活在一个幻想的世界里，假装自己可以无限享受恋爱带来的好处，而无须为此付出任何代价。然而，这是不可能的。更高层次的情感纽带是一种精神力量，而精神力量的建立离不开对一些低级欲望的放弃。对于那些有能力与他人建立亲密关系的人来说，这种牺牲顺应了自然的召唤。一个好的伴侣会意识到，当他为了维系与对方的关系而放弃某项活动（比如观看球赛——这是我多年来在实践中看到的一个典型例子）时，他与对方之间更高层次的情感纽带就变得更牢固了。他看到了其中的价值，并立即做出取舍，毫无怨言。千万要当心没有牺牲精神的伴侣！

有同理心

有同理心意味着你的伴侣应该对你有情感上的敏感。在大多数情况下，他应该能够感知到你的情绪。这并不意味着他应该通晓读心术，或者每时每刻都关注着你的感受。但是，如果你一直觉得他与你无法同频，不知道你在想什么，更不知道你对他的感觉如何，那么他的同理心就很弱。根据我的经验，在这一点上，女性往往比男性更胜一筹。然而，期望男性在这方面下功夫也是绝对公平的。我看到过，即使是最粗鲁、最咄咄逼人的男性，一旦他们开始担心会因自己的言行失去伴侣，那么他们的同理心水平也会大幅提升。当对方抱怨时，同理心较弱的伴侣通常会指责对方要求过高，而不能接受对方的情绪。然而，没有深度的情感共鸣，没有每天同理心的投入，更高层次的纽带是不可能建立起来的。

亲密关系可以让我们体验人类所能感受到的最深刻的情感。遗憾的是，我们总是因为对伴侣特质的判断力不足而无法拥有幸福的关系。所以，拥有一个模型的好处在于，无论你做出什么决定，你都会知道背后的原因，而不是被"爱情"冲昏头脑。如果你决定维持一段关系，它会向你指明努力的方向；而如果你决定离开，你也会少一些疑虑。无论你选择哪条路，这套标准都将帮助你看清一个人是否有成为"好伴侣"的潜质，而这无疑是你未来幸福的最佳保障。

权威感是父母的力量之源

我很小的时候，周末都是在外婆家度过的。她住在布朗克斯区，离我们在曼哈顿的公寓只有几英里远，但那里对我来说就像是另一个国家。发霉的建筑边缘残破不堪。人们有一些奇特的习惯，比如爱喝一种蓝色玻璃瓶装、配有金属喷嘴的苏打水，每周有人把它们装进木箱子里送过来。这里有一种强烈的、非正式的社区意识，邻居们会隔窗互相问候、聊天。然而，最让我印象深刻的是，在这里，如果我做错了什么，附近的任何成年人都会毫不犹豫地教训我。有一次，因为我推了另一个小孩，坐在楼前折叠木椅上的一个女人一把把我拽到她跟前，当着所有人的面冲我大喊大叫。其他大人严厉地看着我，丝毫没有质疑她的行为。这些大人在孩子面前毫无顾忌地维护着自己的权威。

这与当今的情况形成了鲜明的对比。别说别人家的孩子，即使是自己的孩子，现在的成年人也不愿意严厉管教了。人们对自己作为父母的权威缺乏信心，而孩子们为此付出了惨痛的代价。没有权威的父母无法为孩子提供任何他们所需的帮助。只有爱是不够的，儿童缺乏应对周围世界的经验和视角，父母应该引导孩子，积极为他们设限，教会他们约束自己，完成社会化的过程。只是讲道理而威严不足的话，这项工作是不可能完成的。孩子对你的感受要远远多于对你的倾听。他们不会因为你说的话合乎逻辑就接受你的约束和建议，而是需要通过积极的方式感受到你的权威，感觉到你比他们更强大，这样他们才会因为对你的仰慕和崇拜而去效仿与学习。不然的话，你就不是合格的父母，因为你没有让他们做好面对现实的准备。从这个意义上说，你让他们失望了。

严格地为孩子设限还有一个好处，就是防止他们卷入无法处理的事情。有一次，我的一位患者准备问他两个年幼的孩子，是否希望家里再多一个弟弟或妹妹。我很震惊，向他解释说，孩子们根本没有能力做出这样的决定。更糟糕的是，如果你问他们，他们就会觉得自己是成人世界的参与者。这会有两大负面影响。首先，这赋予了他们过多的权力，孩子几乎总是会滥用这种权力来操纵父母，造成家庭不

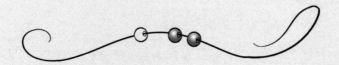

孩子对你的感受要远远多于对你的倾听。他们不会因为你说的话合乎逻辑就接受你的约束和建议，而是需要通过积极的方式感受到你的权威，感觉到你比他们更强大，这样他们才会因为对你的仰慕和崇拜而去效仿与学习。

和。其次，这使他们在还没有足够的能力应对成人生活的时候，就早早地暴露在了压力之下。不论是过大的权力，还是太多的焦虑，对于孩子来说都是精神毒药。作为父母，我们有责任保护他们，让他们活在孩子的世界里，直到他们真正强大。而这需要家长树立起权威。

为什么现代父母很难发挥自己的权威作用呢？说来矛盾，一个人要想在成年后发挥权威，必须在儿童时期服从权威。如果你认为权威是一种强制性的力量，就要在不同的年龄阶段和情境下，与之建立恰当的关系。孩子与权威的关系是服从，而成年人与权威的关系在于运用它。但是，如果一个人在童年时期没有很好地学会如何服从权威，他就不会对权威形成健康的认识，长大后也就无法自如地使用自己的权威。他会过于谨慎，害怕自己的权威伤害到别人，或者过于强势，滥用权力。

现在的父母大多生长在二十世纪六十年代，那个时候的人们迫切渴望自由，因此"孩子可以自我约束"这一理念广泛传播。"孩子知道该什么时候睡觉，知道自己想吃什么、能看多久电视。"结果是，这一代人从未学会服从权威，所以注定无法成为有权威感的父母。六十年代思想变革背后的动力当然是积极的，对自由和个性的追求并没有错，但"自由与个性"势必意味着对原则的挑战，随着时间的推移，其弊端开始不断显现。

只有学会自律和服从，我们才能获得真正的个性与自由。这不是屈服于某个人，而是屈服于生活本身呈现给我们的更高形式的权威。如果你服从这个更高的权威，那么你自己也会因此拥有权威感。这当然需要付出很多努力，但它会带给你一种能够令他人觉察到的内在力量，不仅可以使你赢得尊重，更可以激励他人。这将实现真正的自由，不仅会帮助你成为合格的父母，更会让你成长为优秀的朋友、雇主甚至领袖。无论你的童年是怎样的，你都可以通过一些具体的方法来培养自己的内在权威。

永葆前进的动力

真正的权威感源于你是怎样的一个人，这是无法伪造的。如果周围的人能够感受到你生命的厚度，自然而然就会尊重你。这意味着你必须永葆前进的动力，在世界上持续获得新的体验，对自己形成更深刻的认知。这种持续不断的运动会让你充满活力。年轻人在与你接触的那一刻就会感受到你是否拥有这种不断扩展的生命力，并决定是否要追随你。如果你发现自己没有前进的方向，对任何有创造性的事情都不感兴趣，不参与社区活动，也没有深厚的人际关系，那么你就正在丧失这种力量。而如果你想培养自己的新能力，你需要做的就是服从并遵守至关重要的纪律。在个人习惯方面保持自律，履行日常生活中的责任，就能增强你内在的权威感。

容忍别人的"不认可"

真正具有权威的人会独立表达自己的观点，而不在乎他人的看法。如果你想发展这种能力，你就需要在得不到外部的认可与支持，甚至遭到反对与误解的情况下，坚守自己的立场。我们都有一种孩子气的需求，希望得到周围人的认可和崇拜，所以容忍他人的"不认可"会带来情感上的痛苦，但这样的经历会迫使你成为一个精神上的"成年人"，并拥有权威感。

在生活中践行更高的价值观

以"自由"的方式获得的个性可能会对社会产生负面影响，因为它通常会忽视使他人受益的更高价值观。当一个人对社会其他群体的利益漠不关心的时候，他是不可能赢得尊重的。权威属于那些能够表达并践行更高价值观的人。在我们的日常生活中，尤其是在与孩子相处时，要做到这一点需要付出很多努力。这意味着你必须确保，每次干预、纠正他们的行为时，你都奉行了同一套价值观，比如尊重他人、遵守纪律、充满爱心和慷慨待人。如果价值观不统一，你的要求就会显得杂乱无章，你也会显得不值得信赖。更重要的是，这些价值观必须是你自己真正践行的。"照我说的做，而不是照我做的做"是完全行不通的，这会立即削弱你的权威感。

追求个人自由的趋势无法逆转，也不应该逆转。世事变迁，哪怕只是二十年前，一切也都不可能跟现在一样了。但是，这并不意味着年轻人可以不尊重权威，老年人不应该行使权力。社会的未来有赖于每个人都能有意识地培养自己的权威感。无论在任何领域，话语权都不再只掌握在少数几个人手中。（比如，以前的人们获取医疗信息，只能通过医生，而互联网的出现改变了他们与医生之间的关系。）只有每个人都树立起自己的权威，我们才能迎来一个真正平等的社会，才能履行对他人的责任。每一个个体都会对这个社会产生影响。创造这样的社会是我们所有人的责任，而你只能先从自己做起。

聆听长辈的智慧

我曾经治疗过一个三十多岁的男人，他惹上了大麻烦。那时，他的律师事务所正在处理一桩电子公司收购事务。当这笔交易还未对外公布时，他向一位记者朋友透露了风声。尽管没有人据此进行非法交易，但他泄露了机密信息的行为被公司发现了。公司要求他自己提出辞职，否则将请美国证监会正式调查。我的患者是这家公司的后起之秀，他抽着粗大的雪茄，穿着华丽的西装，活生生一副漫画中年轻权贵的形象。他面临着一个可怕的选择：辞职的话，他将失去他贪恋的地位；而如果他试图虚张声势地逃避指控，最终可能会被判重罪。

这个人的父亲早年也是一位成功的商人，同样聪明、能言善辩。但是他刚愎自用，不听劝告，过度扩张。最终，他的企业破产了，留下了巨额债务。他抛弃了妻子和儿子，搬到佛罗里达州，成了一个默默无闻的打更人。儿子恨他的离开，更恨他的失败。

就在我的患者进退两难、极度沮丧的时候，他突然意识到自己和父亲的生活轨迹是多么相似。我建议他咨询一下他的父亲该如何抉择，而他已经很多年没有和父亲说过话了。一通电话之后，他迅速赶往了佛罗里达州，看见自己七十多岁的父亲住在一个单间里。他曾经那么高高在上，现在却变得特别谦卑而安静。作为儿子，他简直不敢相信这是自己的父亲。然而，最令他震惊的是，父亲一下子就明白了他的处境，并态度坚决地劝他辞职。多年后，这一决定的明智性得到了验证。他避免了被吊销律师执照，也没有留下犯罪记录。当他再次获得成功时，不必为此而费心遮掩、担惊受怕。

然而，这样的故事极度罕见。通常情况下，我们所做的恰恰相反。成年后的我们很少会向父母征询意见，更不会向我们认为"老"的人请教。这是对资源的巨大浪费，相当于眼睁睁地看着自己的企业倒闭，却拒绝从一个取之不尽的银行账户中取款。这并不是说所有父母都能帮助他们的成年子女，也不意味着父母一定比你知道的多。但如果认为他们丰富的人生阅历毫无价值，那就太荒谬了。不仅荒谬，这样的认识还会产生以下几点破坏性的精神影响。

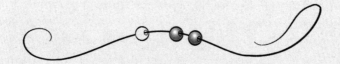

成年后的我们很少会向父母征询意见，更不会向我们认为"老"的人请教。这是对资源的巨大浪费，相当于眼睁睁地看着自己的企业倒闭，却拒绝从一个取之不尽的银行账户中取款。

• 增大两代人之间的裂痕。在我们的文化中，每一代人都在为摆脱祖先的束缚而激烈挣扎。在青少年时期，你有必要觉得自己的父母什么都不懂。因为正是通过反抗那些曾经依赖的人，你才能获得最初的自我意识。你的"自我"需要体验到可以掌握自己的命运的感觉，能够不借助任何更高的力量，仅凭自己所知的一切，独立地在生活中取得成功。然而，当你步入成年阶段后，需要做的正是摧毁这种态度，因为你会遇到很多远比你的个人意志强大的力量。社会的精神功能就是在个体自我失败时提供智慧和支持，而这正是老年人发挥作用的大好时机。领教他们的智慧，保持与他们的连接，我们才能充分利用社会系统给我们的精神资源。一个拒绝老年人智慧的社会，相当于一个人砍掉了自己的脑袋。

• 不尊重人类生命体验的总和。在古代，最无价的财富就是通过漫长的一生获得的智慧。如果没有这种深刻的体验，一个人无法被称为智者。这是鲜活的智慧，不是书本上死板的知识。然而在今天，我们崇拜的恰恰是抽象的、几乎任何年龄段的人都能掌握的东西。现在管理着美国绝大部分资产的，是经营共同基金的年轻人。他们接受过良好的教育，却从来没有经历过持续的金融危机。当不可避免的冲击来临时，他们会做出怎样的反应，我对此拭目以待。更可怕的是，我们不仅将财富的管理权交给了年轻人，我们还渴望听到二十岁成名的运动员、演员的人生建议。不知道从什么时候起，名声代替了真正的智慧，这种不负责任的做法实在令人不寒而栗。人的生命有其自然的发展规律，虽然这并非意味着每个人面临的困境是相同的，但粗略地说，从出生到死亡，我们经历的人生阶段是一样的。人生是一个不断成熟的过程，古人对此深有体会。他们认为，我们漫长的一生就是不断被塑造的过程，这就意味着，长者更完整、更有价值。而我们已将这种观点抛诸脑后，并将老年人置于一种不合理的地位上——在一个人获得了真正的智慧时，我们却剥夺了他的发言权。

• 产生恐惧和自我憎恨。在某种程度上，我们能够意识到自己总有一天会老去。我们还知道，在这个社会里，年老是与羞耻感联系在一起的。在这种观念下，每一天的流逝都是失败，而不是恩赐。其结果是，我们认为自己必须现在就体验成就感，而不是随着我们生命历程的发展自然而然地去摘取它。这让我们本就存在的好胜心和嫉妒心变得更加旺盛。人们到了四十多岁就会开始因为衰老而讨厌自己。如果不相信自己的生活很美好，那么再多的财富和再显赫的名声也无法令我们平静下来。

老年人之所以能够在社会精神力量中发挥作用，其原因不只是他们丰富的生活经历，更是肉体上的衰老自然地帮他们清除了精神体验上的障碍。年轻人总是痴迷于身体体验，被本能的冲动与欲望驱使，这意味着在这个年龄阶段，我们与物质世界紧密相连。年轻人本该如此。但随着年纪的增长，老年人不再像年轻人那样迷恋物质世界，即使没有身体疾病，情况也是如此。就像小孩子一样，他们活得更简单纯粹了。但与孩子不同的是，他们有能力和经验向我们传达智慧。他们可以站在更高的角度看问题，而不会被自负和恐惧蒙蔽判断力。这就是古人崇敬老年人的原因。

其实，想要让老年人敞开心扉并不难。不要因为他们过去分享得少，就认为他们一无所知。因为老年人的沉默可能是社会态度造成的："不惹人嫌的老年人，在他们的成年子女面前懂得保留意见！"他们在情感上比年轻人想象的更脆弱，即使是有钱人，也会觉得自己越来越无关紧要。在孩子成长的过程中，父母似乎拥有无边的力量。而一旦孩子长大成人，父母就变成了弱势群体，他们生怕自己的老生常谈导致自己与子女更加疏远。无论三十年前的他们多么强势，甚至多么恣意妄为，年老后的他们都有同样的顾虑。现在，被需要的感觉是他们立足的基础。只要孩子主动询问，几乎没有父母不愿意敞开心扉。因此，年轻人必须主动请教，与父母或其他长辈积极地建立连接，搭建畅通的沟通渠道。你的主动不仅会让你收获智慧，还会让你发展出一种精神力量，为你带来以下几种不可思议的回报。

你将治愈现在的家庭。 只要你做出努力，就会发现你和父母之间的权力关系发生了多么显著的动态变化。父母不再需要在你面前小心翼翼，而你则能从他们那里得到对你有价值的东西。这份融洽会让你更容易原谅父母多年前的错误，并最终治愈你现在的家庭。

你将为代际和谐做出贡献。 你对长者付出的每一分心力都有助于弥合代际裂痕，这将改善我们的整个社会关系。因为所谓社会，就是年轻人和老年人注定要一起生活于其中的地方。

你将接受自己的衰老与时间的流逝。 我向你保证，你未来也将成为一位老年人。所以，年长的父母就是未来的你。你如何对待他们，表明了你对自己未来的看法。重视父母的智慧会让你将时间的流逝视为生机勃勃的宇宙不断趋于完美的进程，而不是恐惧或想要否认的事情。

只有这样，你才会感到内心的平和。

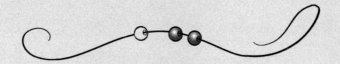

年长的父母就是未来的你。你如何对待他们，表明了你对自己未来的看法。重视父母的智慧会让你将时间的流逝视为生机勃勃的宇宙不断趋于完美的进程，而不是恐惧或想要否认的事情。

孩子真正需要的：
爱、灵性和纪律性

　　每个人都想给自己的孩子最好的。但如何才能实现这一目标呢？这大概是最令家长焦虑的问题了。世界就像一列疾速行驶的列车，满载着体面的工作、社会的认可、名望和财富。如果我的孩子错过了这列火车，该怎么办？

　　恐慌很早就开始了。家长们不顾一切地将孩子送进国际幼儿园和第一梯队的小学，所做的一切都是为了让孩子进入最好的大学，最终确保孩子成为某个受青睐阶层的一员。在孩子两岁的入园面试中，你的声音无法控制地带着紧张和恳求，因为在你看来这是决定孩子命运的大事。内心的声音告诉你，这是一个疯狂的世界。被合适的幼儿园拒之门外，真的会毁了孩子的一生吗？

　　恐惧源于一种错觉：你以为某些东西可以保证孩子的未来——进入顶尖的学校、结识优秀的朋友，就可以让孩子欣赏自己、得到他人的尊重，并能顺利应对生活中不可预知的事件（那些你无法避免的事件）。幻觉的神奇魔力使每个人都生活在激烈的竞争中，不断地向外寻求终极价值。然而，如果我们自己都生活在恐惧之中，又要去哪里寻找养育孩子的安宁乐土呢?!

如果你相信这种幻觉，那么无论你的孩子是输是赢，你都会对他产生深深的负面影响。因为无论你如何措辞，都是在向他传递以下信息。

- 你必须接受群体的价值观和解决方案，而不是用自己的头脑思考问题。不要质疑，也别相信自己的直觉。
- 重要的不是你如何生活，而是你最终取得了什么。这才是你该拥有的核心信念。
- 家庭以外的东西比家庭本身更重要。家庭的价值不值一提。

最后一点是最具破坏性的。因为一旦家庭的重要性遭到贬低，孩子就失去了无价之宝，失去了他在其他地方永远无法得到的东西。这带来的可怕影响很多时候难以被人们察觉，因为一个家庭向外展现的光鲜亮丽很容易掩盖其内部的空虚与溃烂。(顺便说一句,我所说的家庭包括单亲家庭和其他成年人为抚养孩子组建的家庭。)

所以,问题的关键不在于如何让孩子在三岁的时候就掌握五门语言,而是如何培养你自己的力量和信心。你必须坚信:"对孩子来说最重要的是家庭,而不是他们的朋友是谁,或者他们上什么学校。"但要明白,你需要做的并不只是转变信念。你需要努力把家庭建设成一个有生命的东西,让你的孩子每天都能体验到丰富的生活。只有这样,你才能真正为孩子的人生打下坚实的基础,让他在今后的生活中不畏外部世界的挑战。这才是孩子所需要的。也只有这样,你才能履行父母的职责,对自己感到满意。

要建立如此强大的东西,你需要一套始终如一的哲学。只有每天在家庭中践行这些深刻的价值观,你才能为孩子创造出源源不断的内心资源。爱、灵性和纪律性——如果你想为孩子建立一个强大而滋养人心的家庭,这就是你离不开的三样东西!它们会将家庭变成一个安全的地方,与令人恐惧的外部世界相隔绝。因为它们是内在的、充盈的,不受稀缺性或竞争的影响。它们使家庭充满活力,成为意义的源泉。它们会让你的家变得更平静、更快乐,对孩子的帮助也是不可估量的。作为父母,你的责任就是为孩子提供这些,这才

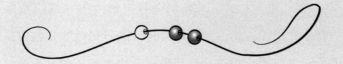

爱、灵性和纪律性——如果你想为孩子建立一个强大而滋养人心的家庭，这就是你离不开的三样东西！它们会将家庭变成一个安全的地方，与令人恐惧的外部世界相隔绝。

是为什么说养育孩子是世界上最难的工作。

爱

爱只有在表达出来时才存在。它被表达得越多，就越有力量。这一点你必须以身作则，教给孩子们。他们需要知道，自己有责任去爱，尤其是爱自己的兄弟姐妹。他们需要每天看到父母彼此相爱，尤其需要看到成年人在巨大的压力下、在冲突中以及在沉重的责任里仍能表现出的爱。他们需要知道，爱需要付出努力，而为爱付出是他们最应该学习的东西。如果将爱比作一种物质，那么家庭的最高责任就是尽可能多地创造爱。这是家庭的一项集体任务，每个人都需要参与其中。

灵性

你的孩子需要看到你与更高的力量之间的连接。这不仅会让你在他的眼中变得更强大，也会让你显得更有人情味、更容易接近。对于儿童来说，这并非理论层面的问题。他们本身就比成年人更有灵性，但如果不加以鼓励，他们的这种能力就会丧失。这并不是说你必须帮助孩子信奉有组织的宗教，而是不要装模作样。你培养自己的精神力量而做出的任何努力，都会营造一种环境。身处于这种环境之中，你的孩子会更容易体验到自己与灵性的联系。他们每天都需要在吃饭时、睡觉前，一遍遍地实践和练习。孩子在家庭中体验到敬畏与和谐，就是家庭的灵性所能带给孩子的无价礼物。

纪律性

纪律性是家庭帮助孩子获得自我掌控感的关键。任何事物都离不开一致性，家庭更是如此。必须教会孩子们尊重时间。这意味着，睡觉、吃饭和洗澡等重要事情必须在该做的时候做（最好每天在同一时间），而不是在孩子想做的时候做。作为父母，除非你把自己的生活安排得井井有条，否则你是无法井然有序地管理家庭的。必须教导孩子们，控制冲动是一种成就。如果不让孩子吃第二个甜甜圈，他当然会觉得失望。但是，正是忍受了暂时的匮乏，最终让孩子获得了一切。外部世界被征服，他的内心被点亮。如果你一直给他想要的一切，他最终只会一无所有。

这些都是能产生实际效果的活跃力量。如何才能让它们真正发挥作用，则取决于你。仅仅相信这些原则是不够的，仅仅在口头宣扬也是不够的，你必须践行它们。作为父母，你的一言一行都在深深地影响着孩子。

这些价值观会为孩子创造内在力量，使他们能够在面对困难与逆境时勇往直前。他们还会因此拥有表达自己的勇气，因为爱、灵性与纪律性会让一个人觉得自己足够强大，可以拥有自己的观点。而如果没有这些，即使孩子"赢了"、取得了某些普遍意义上的"成就"，他们的人生旅途也将是悲惨的。同时，这些价值观还能帮助你避免把孩子逼得太紧。当今社会，父母总是倾向于把开发孩子的智力放在首位（早教阅读就是一个很好的证明）。然而，学龄前的孩子需要生活在自己的世界里，生活在一个幻想的世界里。这不该是一个急于取得成就的时期，而应是孩子从另一个世界汲取巨大力量的时期，而这种力量的作用将在他们以后的生活中显现出来。

除此之外，孩子还需要你做一件事——不断自我成长。要营造一个真正有生命力的家庭，首先你自己需要有生命力。

一切有生命的东西都在成长。无一例外。

当你觉得已经没有什么需要学习的东西，任何个人挑战都不再有意义的时候，你的一部分就会死去。这个死去的部分会成为你的孩子的负担。他要么会从你身边逃离，要么会奋力求成来弥补你的不足。无论哪种方式都将导致一场灾难。而如果你能够持续地成长，就会熠熠生辉，你的行动将会为他照亮整个世界。

通过这些方式，你能真正给予孩子他所需要的东西，一份终极礼物——充满爱、灵性、纪律性与成长力的你自己。

做青少年精神上的向导

这是一个令人震惊的时代。我们一次次地读到有关青少年携带枪支进入课堂杀害同学和老师的报道。心理健康问题、容易获得的枪支以及影视剧和游戏中宣扬的暴力元素当然都是诱因，但这些并不能完全解释为什么一些青少年会制造恐怖事件。多年前我曾看过一名记者对几个带枪上学、滥杀无辜的孩子的采访，试图了解他们怎会如此践踏他人的生命。然而，他们给出的解释只是"我也不知道自己为什么会那样做"、"我猜是条件反射占了上风"以及"杀戮的感觉很酷"之类的。他们似乎完全被一种黑暗力量征服了，这股力量摧毁了人类普遍拥有的道德和自我约束的能力。

这种黑暗力量对青少年的吸引力非常强大。因为我们每个人的心灵深处都有这样的一部分，有一个恶魔，它希望自己与众不同，可以凌驾于规则之上，而不是成为芸芸众生中的一员。我在前面提过它的名字，没错，就是"X 部分"！在青少年身上，它表现为一种对抗成人世界的愿望，尤其是对抗自己的父母与家庭。滥用药物和总是情绪消沉都是受其影响的结果。父母会明显感觉到孩子身上散发出的这股力量，但它就像一团神秘的乌云，让人束手无策。其实，你完全可以理解这股力量，并成为一股能够真正帮助孩子的反作用力。

青少年对自由的渴望高于一切。他们希望脱离父母，体验自己的独立人格。然而，真正的自由需要怀有勇气并保持自律，需要经历一个漫长的过程才能获得。青少年却操之过急，误把虚假的自由认成了真正的自由，毕竟他们还是孩子。这种虚假的自由让他们感觉更有力量，至少在短期内让他们感到自己更强大。这就是"X 部分"的狡诈之处，它利用即刻的物质满足来证明自己的观点："如果我（通过药物、性、暴力等）能给你带来如此强烈的生理体验，让你迅速获得想要的自由与满足感，那么我告诉你的其他事情也一定是对的。"

然而，除了即刻的满足，"X 部分"所暗示的其他内容都是谎言。它说自由是逃避现实的能力，而真正的自由却恰恰相反，是通过屈服于现实中三个不可避免的方面——痛苦、不确定性和努力——而壮大的。"X 部分"试图通过这样的想法诱惑青少年："你本不该忍受这些不适，这是不'公平'的！你有'权利'回避现实中不愉快的一面，满足冲动才是快乐的诀窍！"

一旦明白了"X 部分"的诡计，父母就可以理解青少年的许多行为模式了。在多数情况下，青少年的"叛逆"与他如何被抚养成人并无关系，而是他渴望摆脱童年、获得独立不可避免的产物。但这并不意味着家长要放任自流。如果青少年过早地通过虚假的方式体验到了所谓的成年人的"自由"，他们真正的个人力量就会过早地被激活、消耗，无法在日后得到充分的发展。我们必须抑制"X 部分"在青少年身上肆意发挥，从而培养未来强大的成年人。

但站在青少年的立场上，他们为什么要接受这种约束呢？道德说教很难让孩子们信服。他们必须明白，自我约束、成为整体的一部分，才会让自己变得更强大，发展出真正的力量。过去，教会、学校和社区会提供强大的外在道德约束，帮助青少年远离随心所欲的"自由"。而现在，这一切已经失效了。孩子到底为什么要约束和控制自己，成了一个无法解答的问题。放眼整个社会，似乎没有人会克制自己。我们的社会对个性和自由的追求削弱了权威的力量，没有人愿意接受一套武断的规则。如果我们每个人不能在心中建立起一种内在的自我约束力，那么这将成为一场灾难。其实，内在的约束力正是自由的真谛。与随意的道德规范不同，它无法由包括父母在内的外部力量强加给人们。作为父母，我们唯一能做的就是培养自己的力量，向孩子展现真正的自由是什么样子的，以此替代他们内心虚假、低级的自由。这种方式对孩子不具有强制力，却因为其恒常性带来的厚度而能对孩子产生深远的影响。同时，这种力量是无法伪造的，它要求成年人真正改变自己。父母所做的最无效的事情，就是自己终日茫然若失、毫无精神力量、找不到前进的方向，却时不时对孩子大吼大叫。这种不真诚的做法只会激起孩子更强的反抗欲。在与孩子的交流中，90%的信息都是通过非语言的方式传递的，他们能够切实感觉到你是值得信服，还是表里不一。

无论你的婚姻是否幸福，你都可以努力营造出一种对于青少年来说真实、可靠的家庭环境。然而，我们要如何让家庭成为一个有生命力、有正确价值观的存在呢？很简单，用自己的微小进步，潜移默化地改变你与孩子的互动。青少年仍会反抗，但他们会在心里默默记下这一切，并在不知不觉中发生转变。要坚持你自己的价值体系，不要丧失意愿和

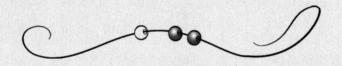

在与孩子的交流中，90% 的信息都是通过
非语言的方式传递的，他们能够切实感觉到
你是值得信服，还是表里不一。

信心。你可以为孩子提供丰富而卓越的价值观，而最佳方式就是你亲自践行。以下都是你以身作则发展真正的自由的方式。

放弃有害的享乐

当你自己都无法停止有害的享乐，却要求孩子放弃这些快乐时，你的要求是空洞的，还会激起孩子的仇恨。所以，挑选一个坏习惯，并立即加以改进。你不需要一下子做到完美，不断努力才是最重要的。从每天抽两包烟减少到每天抽五支烟，这样当你向孩子提出要求时，就会感到自己更有底气。放弃某些享乐并不是为了迎合道德要求，也不应该成为自我惩罚的手段或苦行。它是对自由意志的践行。你将自己从"X 部分"的控制中解放出来，摆脱了强烈欲望的驱使。孩子们认为，自由意味着立即得到物质上的满足。而成年人知道，真正的自由意味着将自己从物质世界中解放出来。

自律

我在上一篇提到了与孩子有关的纪律性，回到我们大人身上，就是自律。你需要按照一种无形的、有规律的方式去生活。这包括什么时候睡觉、什么时候起床、什么时候吃饭、什么时候锻炼。让生活具有节奏感将产生一种真正的力量。青少年往往认为，自由就是想做什么就做什么，想什么时候做就什么时候做。实际上，这只会让人成为冲动的奴隶。从事艺术创作的人最能明白，因为没有规矩不成方圆。当你按照一种无形的节律生活时，你会与更高驱动力连接，获得能量来实现你想要完成的任何事情，而这才是真正的自由。

不断前进

宇宙是生机勃勃、不断运动的。你必须在生活中持续前行，才能与这种生命力保持连接。方式当然因人而异，参与创意项目或社区服务、转行、强健精神力量都是不错的方式。总而言之，前进是我们所有人的终身责任。我说过，如果你不这样做，你的一部分就会死去。更需要提防的是，"X部分"正以一种吸引人的、充满刺激的方式不断地诱惑着青少年，而一个消沉疲惫的家长将缺乏说服力来揭穿这个谎言。

在孩子的成长过程中，父母的权威、智慧和善良会不断受到冲击和挑战。我提供的解决方案不是神奇的魔术。然而，你坚持的时间越长，这种模式带来的作用就会越明显。当孩子面临成长的危机时，你可以坚定信念，不断努力，成为他精神上的向导。尽管人们希望像过去那样，仅仅因为自己是父母就能受到尊重，但时代已经变了。我们必须不断努力，让家庭和社区充满真正的更高的力量。

只有这样，我们才能得到年轻人的尊重。

知行合一

二十世纪八十年代初，我有幸见证了一件非常特别的事情：健康社区（The Wellness Community）的建立。这个独特的组织免费为那些身患重病的人提供医学与心理支持。就像大多数伟大的事业一样，它也是从几个人的围炉聊天中开始的。哈罗德·本杰明（Harold Benjamin）是这一想法的发起者，五名在治疗癌症幸存者方面经验丰富的治疗师成立了这一支持小组。哈罗德当时五十岁了，作为一名非常成功的房地产律师，他已经退休并致力于慈善事业。哈罗德神经紧绷，有时甚至表现得很粗鲁，而且缺乏正规的心理学训练。他请来了包括我在内的治疗师，为如何创建健康社区提供建议。而治疗师们并不服气，经常依仗自己资历深，向他解释要实现这一切是多么异想天开，轻蔑的态度溢于言表。

你知道哈罗德是如何应对这一切的吗？首先，定期召开会议，总有一两个好点子会浮出水面。然后，不可避免地，专业人士会把这些想法抨击得一文不值。整个房间陷入一片僵局。接下来，哈罗德会拿起手机打一个电话，立刻安排行动。我曾接受严格的医疗训练，因此对他的做法十分惊讶。每次他伸手去拿电话时，我都能感觉到房间里的紧张气氛，每个人都在想"你不能这么做"。但他就是做了。会议结束，他又会安排下一次的发言人，或将要讨论的新项目提上日程。就这样，健康社区成功建立了起来。

我目睹了这一不可思议的创造过程。如果依靠我们这些治疗师，健康社区就永远不会落成，因为我们想要确保万无一失。在采取每一步的行动前，我们需要有一种确定感。然而，任何新事物都不可能在完全确定的状态下出现在世界上。创造就是需要你去探索未知。哈罗德可以在不确定自己做得是否正确的情况下就采取行动，有一种"行动高于一切"的信念与智慧。充满活力的人往往都具备这种信念，他们明白自己所需要的信息并不来自思考，而是来自行动本身。我称之为"行动的意志"。这意味着你的意志不仅仅是一种驱使你做出行动的能量，它还是一种感知力——就像一个感知器官，可以接受外界带来的反馈。

我知道，这是一个激进的理念。我们重视头脑中进行的思维过程，将其视为智慧。然而，它充其量只能被称为"智力"，是智慧的一种低级形式。真正的智慧不在你的头脑里，而是散布在你周围的世界中。而行动是你与之连接的桥梁。

古人认为，宇宙是由众神的智慧编织而成的生命体。我们却自以为掌握了更多的真相，说宇宙是一个由原子构成、通过生化反应形成的生命的随机集合。这种傲慢让我们付出了代价——面对未知时，我们深感恐惧与犹豫。

只有相信智慧存在于广袤的外部世界，我们才能明白获得智慧的唯一途径就是采取行动，这远胜于思维过程。比方说，我们打算开一家甜甜圈店。为此，我们可以花上几百个小时争论巧克力口味和香草口味的甜甜圈各自应占的比例。然而，如果我们真正开店了，一天之内就可以摸清这两种口味分别应该做多少，这比我们冥思苦想一年所学到的还要多，因为吃甜甜圈的顾客将为我们提供所需的重要信息。

未知总是会激起我们的原始恐惧。你只有学会以新的方式看待行动，才能克服原始恐惧。以下三条原则能让你更有效地行动起来。

迅速行动

一旦下定决心做某件事情，那么越快行动越好！一项行动即使失败了，只要是迅速完成的，也会比经过长时间拖延后取得成功的行动更能提升你的信心。

提高频率

充满活力的人一个上午采取的行动可能比大多数人一个月采取的行动还要多。你的目标是在一定时间内尽可能多地行动起来。慢慢来，哪怕一开始只是一天多完成一两个行动，然后逐渐增加。

每晚回顾

睡觉前留出十分钟时间，将你白天采取的行动以及你明天想做些什么写下来。只要写下来，就会变得更加严肃，你也因此不太可能自欺欺人地认为已经做得够多了。

只要你践行这种新的行动哲学，就会开始感受到你所采取的每一个行动的价值。从一小步开始，直到这一理念成为你自然而然的行为方式。如果你能坚持下去，就会体验到智慧的涌动，它将准确地指导你如何迈出下一步。一个人从失败中学到的东西和从成功中学到的东西一样多。也就是说，行动的结果并不是最重要的，最重要的是坚持的过程。

人往往是有惰性的、缺乏生命力的，而这种行动哲学将从根本上解决我们动力不足的问题。因为行动是活的，而思考是死的。很多人懒洋洋地走进我的办公室，抱怨说他们多么想知道自己该做什么，并期待找到答案，变得积极主动。然而，冥思苦想无法给他们指明方向，他们在被动地等待着某种奇迹。奇迹当然没有发生，因为他们完全误解了行动与活力之间的关系。我建议他们立即采取行动，无论他们对目前的道路有多么不确定。因为唯有行动才能增强他们的生命力。行动就是生命力本身，仅靠逻辑分析永远无法让一个人找到自己的新方向。我知道，将行动视为最高的智慧与生命力的源泉，这种理念对我们来说是陌生的。不过，你见过一个充满生命力却陷于冥思苦想而迷失了方向的人吗？

　　你还将开始以不同的方式看待目标。既然你需要的信息来自行动的过程，那么设立目标就只是为了激发这一过程。所以，没有所谓的正确目标或合理目标，只需要从你现在可以实现的目标开始做起。所有目标都是暂时的，一旦你开始行动，你的生命力就会增强，这将为你带来形成下一个目标的智慧。

　　行动的智慧带来创造的精神。无论你是否意识到这一点，我们每个人的内心深处都是渴望不断前进、不断创造

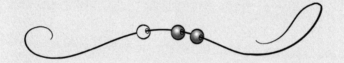

行动就是生命力本身，仅靠逻辑分析永远无法让一个人找到自己的新方向。

的。这是我们不朽的部分，是更高的自我。它与宇宙中更高的能量相连，使我们充满智慧，不被暂时的失败影响。现代灵修的目标已经不再是将更高的自我从世界中抽离出来，我们寻求的是对它的表达。而通过采取行动来获得智慧，正是激活和体验更高自我的重要方式。这意味着生命历程中的每一步都是重要的，对每个人而言都是如此。

缺乏安全感俱乐部欢迎你!

我在前面笼统地提到过这种现象,在这里我想更具体地说一说。我见证了一位母亲为了能让孩子进入知名幼儿园而找关系、托人情的过程,她简直就是支付数万美元乞求幼儿园让她的孩子入学。

我的这位患者平日里消极自卑,极度缺乏安全感,然而当她要把儿子送进一所高级私立学校时,却化身为女超人。她出身于一个底层贫困家庭,凭借出众的外貌,在城市里做模特谋生。她嫁给了一个爱她的男人,丈夫却没有如她希望的那样成功。她总是觉得自己之所以没有安全感,完全是因为自己还没有进入上流社会,跨入"精英阶层"。眼看靠自己去实现这样的目标已经无望,于是她把所有的野心都寄托在了儿子身上。私立学校是进入精英世界的大门,所以任何事情都不能阻止她把孩子送进去。在开学前,一切都很顺利。

然而，这位母亲每天早上送孩子上学时，都会感到其他母亲对她很冷淡："她们总是用一种奇怪的眼光看着我，没有人上前和我说话。"她很快就找到了其中的原因："我配不上她们！"她开始自我批评，甚至贬低自己的容貌——唯一能让她感到自信的东西。直到几个月后的一次班级郊游，她终于与两位女士成了朋友。她们告诉她，事实上，很多母亲都觉得自己才是被冷落的那个。她们看到的是一个傲慢、迷人的女性，每天大步从自己身边走过，目光没有丝毫的停留，因此不敢主动攀谈。

最令她难以置信的不是自己判断错了局势，而是其他女性竟然和自己一样有不配得感。毕竟在她眼里，她们是路虎揽胜的高级会员，是没有缺点的女神。又过了几个月，她才逐渐认识到了人性的这一基本规律：每个人都认为自己有问题。每个人都有不愿向世人展示的部分，这部分的存在让每个人都觉得自己低人一等。瑞士心理学家卡尔·荣格称之为"阴影"——你希望自己不存在但又无法摆脱的一部分。

这位女士很容易地接受了自己有"阴影"的事实。无能的原生家庭就是她想要否认却无法逃离的部分，她的出身令她倍感羞耻。可是，那些高贵的学生家长有什么可自卑与羞愧的呢？她们似乎拥有一切。然而，每个人都有自己不满意的地方——隐秘的成瘾、不够完美的身材、日益增长的年龄、没有完成的大学学业……我们把这些弱点一股脑地投射到了另一个自我——"阴影"自我身上。

然后，我们试图把它隐藏起来，就像把自己所有的缺点都装进一个袋子，然后塞进衣柜。结果，我们一部分真实的自己隐藏了起来，躲在了面具背后。我们只向别人展示自己认为可以接受的部分，这就是这么多人觉得自己是骗子，无法摆脱"冒充者综合征"的原因。然而，这样做是痛苦的，所以我的患者才希望存在一个没有"阴影"的社会群体，并希望让自己的儿子成为其中的一员。接受这种"完美阶层"并不存在，是她成长的开始。这样的认识可以帮助她将生活的目标从摆脱"阴影"转变为接纳"阴影"。

接受自己的弱点和失败又有什么好处呢？好处是，它们会引导你接受人类的现实处境：无论是哪些具体的事件令你感到自卑，它们都永远不是你自卑的终极原因。

自卑是人的基本精神状态。

即使是顶尖的精英人士，也会感到自卑。在西方文化中，这被称为"人类的堕落"。我们从不朽的状态——天堂状态，堕落到脆弱、短暂、混乱的肉体生活状态，每天都生活在逐渐腐烂的物件中。不论你的外在成就多么辉煌，那都只是暂时的。人无法摆脱有限性，你一直知道这个真相，所以永远无法摆脱自卑的"阴影"。从神秘的角度来说，你的更高自我记住了天堂里的圆满状态，因此也清楚地知道自己已经堕落到了何种地步。更高的自我把你的缺点穿在身上，就像穿衣服一样，这就是"阴影"。从某种意义上说，它牺牲了自己，成了一面镜子，让你看到自我的真相——你当然是一个有缺陷的人，这是与生俱来的属性。"阴影"并不是你低劣的部分，它只是你人性真相的见证。

不惜一切代价地隐藏自己的"阴影"，会让人不敢表达自己，因而被困在一个狭小的世界里。他们因为害怕袒露自己而回避结识新朋友，惧怕亲密关系。他们不敢与老板对质，也不敢在公共场合发言，所以无法创造性地在这个世界上呈现自己。有些人甚至自卑到无法在私人日记中写下自己的真实感受与想法。这一切都是为了回避"阴影"，那个被他们误解为敌人的存在。

然而，"阴影"的本质是财富，是一个人最宝贵的财富。

它是你内心深处那个独一无二、无拘无束的孩子，那个遵循本能、完全自我接纳的部分。理智的头脑告诉我们，这个部分是低级的，而实际上它是更高驱动力的源泉，拥有神

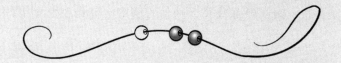

自卑是人的基本精神状态。人无法摆脱有限

性，所以永远无法摆脱自卑的"阴影"。

奇的能力。你的自卑与不安全感可以变成激活这些力量的机会。你越接受自己的弱点，你的创造力就越会源源不断地涌现。这就是自我接纳的真正力量。理解了这一点，你生活的目的也将随之改变。你来到这个世界，不再是为了达到外在的成功标准，而是为了暴露并接纳自己的"阴影"。你将不再背负别人的看法给你带来的压力，而是自由地表达自己。

当然，仅仅思考自我接纳是不够的，你需要三个工具来实践它。

将你的"阴影"变成可以体验的现实

让无意识中的事物以视觉形式呈现出来，可以帮助我们更好地体验它。闭上眼睛，想象自己回到了生命中特别受伤、被拒绝或疏远的时刻：可能是小学时在其他同学面前被羞辱，可能是与恋人分手，也可能是在学业、事业中遇到了低谷期。就像看另一个人一样，看看自己在那个年龄时的样子，看看那个人痛苦的表情，注意他的外表和举止细节。你正看着自己的"阴影"，现在请对它说："你是真实的，你永远不会消失，你是有价值的。"面对"阴影"，花点时间体会一下此时此刻的感受。不断练习，直到你能随意再现自己的"阴影"时刻。这样，一直被你苦苦隐藏起来的部分将更真实地存在于当下，并将激活你的创造力来帮助你。

千万留心你的负面经历

每一个受伤、自我批评或自卑的时刻都代表着"阴影"自我的出现。如果处理得当，你将受益良多。与其害怕这些时刻，不如借机向"阴影"表达爱和接纳。想象出"阴影"的样子，并像对待孩子一样亲切地与他交谈，"我看见你了，我爱你，我接纳你"，甚至可以给他一个拥抱。整个练习需要的时间不过十秒钟，却会让你不再害怕被这个世界看见，不再自卑。当你整合并接纳"阴影"自我，抱住自己受伤最深的部分时，自信就会立刻产生。

强迫自己走出回避状态

当你面对一些特殊的环境，比如去参加一个聚会时，很容易产生恐慌。在如此多令人生畏的人面前，你担心会暴露自己的弱点，因此不得不整个晚上都与"阴影"对话。重点是学会将注意力从他人对你的反应，转移到加深你与"阴影"的内在联系上来。

在中世纪，炼金术士翻山越海，只为寻找神话中的点金石，它神奇的魔力令人心驰神往。然而，点金石就在我们眼前，神奇的转化能否发生，只看你是否愿意费心去捡它。日常生活中的负面经历，尤其是因此产生的自卑感，就像顽石，想把它变成金子，你需要的是改变你自己。

　　当你意识到，走向世界是为了发展与自己的关系，而不是隐藏自己真实的一面时，所有的痛苦就会变得合情合理，生命的意义也将因此展开。

回避冲突，
就无法建立人际关系

二十多岁时，为了克服对于身体对抗的恐惧，我开始学习空手道。我喜欢我的教练，所以当他把教室搬到南布朗克斯区的一家拳击馆时，我毅然决然地跟着他去了那里。拳击馆是由一座旧教堂改造而成的，孤零零地矗立在破败的街区一角，周围满是已拆除或将要被拆除的残缺建筑。每次从曼哈顿开车进入这片土地时，我都会感到紧张，生怕遇到麻烦。而拳击馆内的气氛更恐怖，至少最初是这样。这里的学员大多是本地人，他们将空手道或拳击训练视为一项极其严肃的任务。无论是在中心擂台上比武，还是一个人击打沙袋，这些人身上都散发着一种难以克制的愤怒气息，令人生畏。他们没有因为我是初学者而对我手下留情。有个家伙经常在我们切磋时打我，似乎特别恨我。几个月过后，我注意到这种强烈的怒意会随着训练结束而消散，取而代之的是馆内一片祥和的气氛。一小时前，这些人还在拳脚相向，一小时后却被某种神秘的纽带联系在了一起。有一天晚上我离开时，我的车突然无法启动了。天色已晚，被困在那个不安宁的社区，我感到了熟悉的恐惧，我害怕会遭遇麻烦。就在我提心吊胆之际，那个每次训练时都打我的家伙从阴影中走了过来。我惴惴不安，但在他的脸上却只看到了关切之色。他安排人把我的车拖走，像家人一样照顾我，然后一直把我送到地铁站才离开。这个在我看来如此可怕的世界，突然充满了爱意。

尽管拳击馆内存在冲突和战斗，但在我们之间仍有爱的连接，而且不可否认的是，这种连接正是因为碰撞而产生的。这当然是一个极端的例子，却充分说明：没有冲突，人与人之间就不可能拥有深刻的联系。如果你想接近某人，就必须进入我所说的"冲突区"。在这个区域里，人们因为彼此靠近而变得脆弱。脆弱导致恐惧，恐惧导致冲突。但如果处理得当，冲突就会促成人与人之间真正的连接。"冲突区"是一个生机勃勃的地方，当人们在此相聚，就会产生一种特殊的魔力。具体来说，当你进入这一区域，你将获得以下好处。

- 你会感到家的温暖，与世界真正连接。

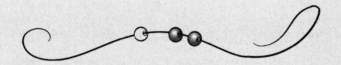

如果你想接近某人，就必须进入我所说的
"冲突区"。在这个区域里，人们因为彼此靠
近而变得脆弱。脆弱导致恐惧，恐惧导致冲
突。但如果处理得当，冲突就会促成人与人
之间真正的连接。

- 新想法层出不穷。

- 这里不仅是建立"关系"的沃土，更是你自我认知、自我成长的精神家园。通过与他人的关系，我们最直接地触及了自己的精神世界。

然而，大多数人都在避免深度参与其中。他们如此痛恨冲突，以至于不敢对世界和他人提出真正的要求。其结果之一就是现代人生活的悖论：拥有如此发达的通信手段，却无比孤独。其实这并没有什么令人惊讶的，因为技术几乎无法帮助我们深入真正的关系。它能做的，更多的是帮助我们避免冲突，掩饰脆弱。数百万人躲在网名后面，在社交媒体上互动。发电子邮件避免了面对面的"对抗"。发短信则使我们能够深思熟虑地组织语言，而不必带有情绪地实时对话。更极端一点来说，强烈的孤立感或许可以在某种程度上解释为什么青少年会如此自闭，以至于会带着武器走进学校，意图杀死同学。

为什么我们如此害怕冲突，宁愿待在自己的孤岛、过着有限的生活？因为一种幻觉——我是一个好人！这是每个人内心都有的幼稚的一面。既然我是一个好人，宇宙又应该是"公平"的，那么任何人都没有理由不同意我的观点，更不应该不喜欢我。然而，冲突必然会发生。我们震惊不已，又不知所措，似乎这是一个不该发生的极端事件。"竟然有人不喜欢我？""怎么会有人这样对我？"这就是最令我们震惊的事实。我们并没有追究别人对待自己的具体方式，而是震惊于居然会被误解、被讨厌这一事实。这种经历会打破你的幻想，打破"我是一个好人"的自我认知。这就是人们为什么会不择手段地避免冲突，甚至不惜回避与他人的接触。人们因此生活在安全的范围内，体验也不再深刻。

要真正成为一个独立的个体和成年人，就必须接受，冲突是生活中无法避免的正常现象。在与他人建立联系时，冲突是必要的，甚至是积极的。不过，要激发其积极的一面，你需要努力与世界紧密相连。

我们大多数人面对冲突，本能的反应就是回避，不加思考，更没有想过要以此为契机与他人建立深厚的关系。当冲突发生时，我们只是任由愤怒和由此产生的对对方的负面评价在脑海中无休止地循环。"我不敢相信他竟然对我说了那些话。等我找到他，我要告诉他……"与此同时，我们会开始从对方身边退缩，缩到自我保护的壳里，与世界隔绝，并开始闷闷不乐。这种反应就像你在冰面上踩刹车一样，只会让情况变得更糟。实际上，发生冲突时，你比任何时候都更需要与超越眼前环境的更高能量保持联系，这样更高能量才能流经你，让你平静，给你勇气。在更高的能量中，没有评判，只有无尽的爱。而一旦你对他人的行为做出判断并因此退缩，你就会像岩石一样跌落，失去力量之源，并感到焦虑沮丧、力不从心。你会感觉一团糟。

我们需要克服强大的习惯性反应，这就是为什么说在冲突中保持与更高能量的连接需要付出巨大的努力。对此，最有效的工具就是我在前文提到的"主动去爱"，一种需要发挥个人意志的行为。我们大多数人都天真地认为，爱是自然而然产生的，不需要付出任何努力，而事实并非如此。主动去爱可以帮你在产生敌意与仇恨时转变态度。这并不意味着任凭对方凌驾于你之上。一个人的力量在于可以在任何情况下向他人积极地传达爱。主动去爱可以让人们与更高能量建立势不可当的连接，你可以通过以下步骤来实践它。

第一步：汲取。想象一下，爱作为一种物质，遍布在你周围。现在，将这些物质吸入你的胸腔，感受到这股能量聚集的地方，那就是你的"爱之心"。第二步：传递。从"爱之心"出发，将爱传递出去。如果对方不在你面前，就把爱意传达给他们在你脑海中的形象。就像完全呼出一口气一样，不要有任何保留。第三步：渗透。这是最重要的一步。

不要只是看着爱进入他们的身体，而是要感受它的进入。刹那间，你与他们融为一体。就在此刻，你与更高能量实现了连接。爱就是接受一切，如果你能把爱传递给你讨厌的人，你在生活中将无所不能。只有经历过真正的爱，你才能进入更高级的状态。这不是以德报怨的道德情操，你只是在遵守更高能量运行的法则，就像你服从万有引力定律一样——这是对你最有利的规则。

主动去爱的关键在于将爱视为一种可以被掌控的稳定能力，而不是一种基于评判的给予。就好像你可以用水管冲洗你讨厌的汽车，将它冲洗成你喜欢的汽车一样。主动去爱并不意味着你赞同对方的行为，而是说，对方怎么做是无关紧要的。你正在履行一个承诺，即使受到攻击，你也不要失去与更高能量的连接，不能失去心流状态和与他人水乳交融的感觉。你将自己置于一个不会被任何冲突撼动的地方，这样才能自由地、充分地接触世界。

这是一种看待冲突的新角度。要在人与人之间建立持久的纽带，仅仅就冲突的细节做出妥协是不够的。总会有新的问题和新的冲突涌现。关键在于，每个人都可以在冲突中修炼自己的心智，处理自己的恐惧和愤怒，提升主动去爱的能力。当每个人都这样做之后，就会创造出善意，而这是在困境中开出的最美丽的精神花朵。

　　也唯有如此，你才能永远拥有与另一个人产生连接的信心。

从失败中得到更多

　　文斯·隆巴迪是有史以来最受尊敬的橄榄球教练。他的绿湾包装工队在二十世纪六十年代取得了无与伦比的成绩。他以善于激励球员而闻名，至今仍是教练的楷模。他是一个苛刻的"监工"，"赢"是他不顾一切追逐的目标，输球是不允许的。据传，他的座右铭是"胜利不是一切，而是唯一"。无论他是否真的这么说过，这句话已成为不朽的名言，成为当代普世性的价值观。迈克尔·乔丹之所以能成为我们心目中的神，可不仅仅是因为他帅气、聪明而迷人。他曾经（而且现在仍然）为人称道的，是在重压之下取胜的能力。各大公司不惜花重金用他的形象做广告，想要彰显的，无一例外都是对胜利与荣耀的赞美和憧憬。

　　对胜利的痴迷扭曲了竞技体育，却没有人严肃地质疑过这一点。职业球队不在乎自己雇用的是不是"问题球员"，只要他们能帮助球队获胜。奥林匹克运动会上，通过服用违禁药物来提高成绩的事件屡见不鲜。日常生活中，父母会因为自己七岁的孩子所在的球队输球，而在儿童棒球比赛中攻击裁判。要知道，这些父母平日里都是体面而讲道理的人。

如果只是体育界受到影响，也许情况还不会这么糟糕。

不幸的是，"赢才是最重要的"这一理念已经渗透到我们生活中的方方面面，成为一种重要的人生哲学。前文提到的母亲为了让孩子进入上流社会，疯狂地争取入园资格；公司高管为了不让华尔街失望，在账目上屡做手脚；电影制片的高管为了确保票房，在电影中加入突兀的暴力元素。他们一心想要成功，甚至有点着了魔。对他们来说，赢意味着一切。这些人就是"没有什么比胜利更重要"这一现代哲学理念的践行者。

"赢才是最重要的"这一信念已经深入我们的生活，以至于人们很少去质疑它。但我们应该去质疑，因为一味地追求胜利并不会让我们获得更多，与之相反，我们会因此失去最重要的东西。问题不在于追求何种胜利，而是这种价值观会改变我们的心态。当你痴迷于获胜时，就会完全专注于自己的目标，得到它变成了生死攸关的问题。很自然地，你将所有的注意力都倾注在了自身之外的一些事物上，事业、金钱、名誉或者某个人，这些在本质上都没有什么区别。你陷入了执着的状态，一种花大量时间为某件事思虑而担忧的状态。佛教认为这是一切痛苦的根源，所以进入执着状态本身就是你巨大的损失。

在这种状态下，我们失去了与更高能量的连接。宇宙中有一种更高的驱动力，它使宇宙成为一个有意义的整体。人类如果与之失去连接，就无法获得幸福。然而，这种驱动力并不存在于事物之中。事物是固定的，而这种能量是纯粹的运动。我们越执着于一件事，就越固执于一点，从而远离了运动，远离了我们所需要的精神能量。

更糟糕的是，如果与更高驱动力失去连接，社会就会崩溃。当每个人都专注于获得胜利，就只会关心自己，这使我们彼此疏远。赢家对输家毫不关心。二十世纪初，人类自以为通过科技已经"征服"了自然。人类的所有问题，包括社会问题和经济问题，都有"科学"的解决方案，在物质世界面前，我们已经大获全胜。然而，二十一世纪发生了历史上前所未有的恐怖与邪恶事件。当人类失去了与更高驱动力的连接时，也就失去了所有约束，而这几乎给人类自己带来了灭顶之灾。

在下一个千年里，我们要么重新与更高驱动力建立连接，要么就会灭亡。因为只有更高驱动力才能让我们超越个人的需求和执着，并激励我们互相关心。这些能量无法通过立法、购买或大规模生产获得。每个人都必须尽自己的努力将这种精神能量带到这个世界上。然而，让我们与更高驱动力重建连接的不是胜利，而是失败。我知道，这乍一看很疯狂，因为它与我们看待世界的方式背道而驰。其实，只要你能够关注失败时自己的状态，而不是你所失去的东西，这一切就不难理解了。在执着的状态下，你会将你所迷恋的东西视为终极现实：得到它、拥有它、再也不要失去它，一切才能圆满！但是不管那个东西是什么，对它的执着都会把你困在一个有限的世界里，为了守住它，你会变得寸步难行。你会被困在一个没有更高驱动力的世界里。只有经历"失败"，失去了这个东西，你才能从有限的世界中解脱，才能进入一个由精神力量而非物质组成的鲜活世界。这就是"失败"的秘密：它让你获得一个拥有无限可能性的完整世界。物质世界是有限的，你的"赢"意味着我的失败，我们是对手，冲突必然产生，伤害在所难免。而拥有更高驱动力的世界是无限的，这里没有输赢，我们可以共同创造，共享成功。

可悲的是，我们中的大多数人未曾尝试过从"失败"中挖掘这种精神潜力。人们一心想赢，却不知如何去输。每个人都在尽可能地避免或忽视失败，而当"失去"已成定局时，他们就会被压垮，意志消沉，甚至变得麻木。他们不知道如何积极地拥抱"失败"。

要通过"失败"建立与更高驱动力的连接，你需要做到这三点：

- 接受失败是生命中不可避免的部分。
- 认识到从失败中获得更高驱动力的可能性。
- 提升在失败发生的那一刻处理感受的能力。

你可以借助工具来处理失败，把"输"转化为获得一个全新的、无限的、完整的世界的契机。要知道，在你遭受的每一次失败、体验的每一次痛苦的背后，都蕴藏着无穷的力量。宇宙的每次创造都是建立在失去与毁灭之上的。所以你所经历的每一次失败与失去，都是与宇宙的创造性力量建立连接的机会。可是，我们不愿意抓住这样的机会，我们试图讨价还价——"你可以抢走我的工作，但不能抢走我的妻子"。然而，这只是你用人类的小我去揣摩宇宙的宏伟创造力！你必须放弃讨价还价，完完全全臣服于这股力量。

做到这一点的唯一方法就是愿意接受失去一切。

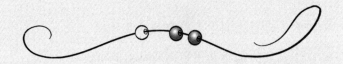

宇宙的每次创造都是建立在失去与毁灭之上
的。所以你所经历的每一次失败与失去，都
是与宇宙的创造性力量建立连接的机会。

这是关键所在。

请闭上眼睛，把注意力集中在你想要赢得、最为迷恋的事物上。它可以是金钱、地位、健康等等。想象你正紧紧地抓着它。然后，突然放手，对自己说："我愿意失去这笔钱／这个地位……"与此同时，感觉自己在愉悦而自由地下落，就好像你本来紧紧抓着窗台，却突然松开手，学会了飞翔一样。当你下落时，看到太阳就在你脚下的某个地方，感到自己即将涌入无限的温暖与光芒。当你触碰到它时，感觉身体在燃烧。对自己说："我愿意失去一切。"你的肉身是你拥有一切的基础，当你允许自己失去它时，你就真正接纳了一切的失去。体验这种解脱感，感觉自己正处于太阳的核心。你没有了肉体，所以可以自由地随着太阳的光芒向四面八方延展。与此同时，想象自己周围有许多其他的太阳，它们都在向你发出温暖的光芒。和平与和谐在你们之间蔓延。现在，睁开眼睛，回到你的身体里。想象一下，太阳还在你的心里。

你会感受到一种赢得任何东西都无法比拟的力量。

整个过程只需要一分钟。

这一工具可用于处理生活中经历过的失败，也可用于处理对未来可能发生的损失的恐惧。这并不重要，重要的是你在训练自己，让自己处于一种无牵无挂的状态。放下执着不会让你变得消极，也不意味着你不再在乎自己的目标。你只是不再认为赢得某些东西具有生死攸关的意义。胜利不再是一切，你学会了与比个人欲望更高的能量保持连接。

只有这样，你才能获得真正的幸福。

释梦：
打开智慧大门的钥匙

圣方济各作为天主教方济各会的创始人，受到全世界各教派人士的敬仰。然而，他的传奇是从一个梦开始的。圣方济各生活在黑暗的中世纪，统治阶级只求个人利益而不顾国家安危，城邦之间战事不断，普通民众无不遭受着贫穷的困扰，少数民族和残障人士受到无情的迫害。圣方济各就是在这时为人们带来了令人惊叹的爱和治愈的力量。而在此之前，他经历了一次转变。

圣方济各生来富有，长大后成了一名花花公子。他挥霍父亲的钱财，追求物质与享乐。最要命的是，他热衷于发动战争。年轻的热血在他的身体里沸腾，驱使他成为战场上的英勇骑士。有一次，在一场战役之前，圣方济各做了一个梦，他梦见自己身处一座存放武器和盾牌的宫殿里。他认为这暗示着他应该继续他的军人生涯。但在征战途中，一种敏锐的直觉告诉他，梦境被误解了，他应该立刻返回家乡阿西西。

梦中的武器不是战场上的刀剑，而是仁慈、怜悯和爱，是精神武器！顿悟之后，圣方济各大病了一场。当他康复后，他发现自己对于纵情享乐的热忱转变为对于传播和平与善良的渴望。这个一度梦想着获得骑士荣耀的人，走进了麻风病人中间传教，在当时社会最被鄙视的群体中开始了他的伟大事业。

是梦的指引让圣方济各摆脱了盲目的物质主义道路，开始顺从更高驱动力的指引。在古代，人们认为梦境蕴含着强大的精神力量。而现在，我们称之为"潜意识的力量"。

梦境传递了一种我们迫切需要的、无法忽视的巨大威力。然而梦境与我们在理性状态下的逻辑截然不同，读懂它们并非易事，我们必须做好接受和理解它们的准备。梦有很多种。有些是对未实现愿望的补偿，比如你最近在节食，就会梦到去吃自助餐，以此满足自己对于食物的渴望；有些代表着对未来事件的恐惧，比如你明天要去面试，于是梦到在森林里遇到三只猛虎，就像即将面对的三位面试官；有些代表的是我们当时的身体感觉，比如当你感到热的时候，会梦到自己在被烈火焚烧。这些梦就像管弦乐队开始演奏前的热

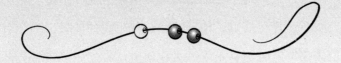

梦境传递了一种我们迫切需要的、无法忽视
的巨大威力。重要的是那些传递智慧的梦。
它们往往出现在我们人生的关键转折点。

场音乐，只是干扰我们的噪声。

重要的是那些传递智慧的梦。它们往往出现在我们人生的关键转折点。现代人将智慧与事实混为一谈，因为事实很容易获得。我们正被淹没在事实之中。但在人生的关键时刻，再多的事实也无法指引我们。就好像对于圣方济各，若依据事实，他难道不应该继续享受贵族生活、追逐骑士荣耀吗？然而，智慧指引了他，那是一种更高的能量，揭示着一个个体在特定时刻真正应该去往何方。它超越了正常人的思维能力，让你有使命感地前进，是你与宇宙的宏伟力量沟通的桥梁。

然而，我们却抗拒智慧。人们认为自己无所不知，不愿意接受比自己更有智慧的事物的存在。因此，我们总是墨守成规，用以前的方式看待事物，并坚信那是对的。我们会专注于某些外在目标，将注意力倾注在事业或地位上，忽视了内在的精神需要。我们成了单向度的人。

这就是梦存在的意义。

梦的功能就是纠正你的态度。卡尔·荣格首先提出了这一观点。我们都做过迟到或考试时不会作答的梦，这代表了人们普遍存在的自我对情感或精神分析的抵触。我们还会梦见自己被攻击或被杀害，其实，你的身体并无危险，被攻击的是你的观念。梦的目的是打破你对物质世界的执着，让你变得平衡。如果你频繁做这样的梦，那就说明你需要得到某种启示。请对此敞开心扉。你甚至可以（在睡觉之前）给自己一个暗示，希望梦能明确告诉你，你需要接收的信息是什么。

当然，仅仅敞开心扉、接收梦的信息是不够的。梦有它自己的逻辑，如果你以看待日常生活的模式解读梦，就会误解其中的信息。想要真正读懂它，你需要明白梦的五种表达方式。

象征

梦是图像化的，而不是语言化的。我们总是认为最高级的智慧体现在语言中，因为我们需要用语言来思考。然而，这是一种自负的想法。在古代，人们知道智慧以图像的形式呈现，诸神以图像的方式思考，更高的真理表现为人类日常生活中的一幕幕情景。这就是为什么在圣方济各的梦中，精神武器以真正武器的形式呈现。图像并不代表它们本身，而是象征着其他事物。荣格发现，象征符号具有普遍性，也就是我们常说的集体潜意识。换句话说，一个符号象征着什么是在人的无意识中天生设定好的。我们可以从神话和艺术作品中发现这些象征的原型。《星球大战》中的达斯·维德就是一个很好的例子，无论电影在世界上的什么地方放映，观众都能一眼看出维德是邪恶的原型。不仅邪恶有原型，母亲、父亲、上帝等等都有原型。当原型出现，就意味着梦唤醒了你身上集体无意识的印记。这是你的一部分，却超越了你的个人历史（个人无意识），将你与宇宙意识联系在了一起。我们智慧的祖先会说，你进入了精神世界。

互动

通常我们认为，象征符号应该是一个可以从外部观察到的静态图像，比如数学符号。然而梦并非如此，梦是有生命力的东西，它不会停在那里让你观察，而会调皮地与你互动。在梦中，你可能会被一个象征符号追赶，或者发现自己正在吃掉它。如果你用现实世界中的物体运动规律来看待这些符号，往往会曲解它们的含义。在梦中，你可能看到了一枚金币，并贪婪地把它放进了口袋里。然而，梦中的硬币代表的可能并不是物质财富，而是一种智慧。

重现，而不重复

当梦有重要信息要传达给你时，它会就这一主题创造出一系列梦境。有时，它会一夜接一夜地出现，直到你接受指引为止。不过，梦很少会以完全相同的方式来重现同一个问题。今天，创造力通过梦中的分娩来体现，明天你梦到在花园里工作也体现了创造力。今天，自我提升的需要通过在梦中与总统会面来体现，明天你却会梦到跟着健身教练苦练肌肉。梦实在受不了以某种单一的方式传递信息。很多时候这令人困惑不安，因为人是喜欢熟悉与固定的生物。然而，想要聆听梦的智慧，你就要知道，梦会重现，却不会重复。

向内看

梦是一个矛盾的存在——它将你带到另一个世界，而那个世界就在你的内心深处。当你敞开心扉，你会看到通常极力否认的内心世界。在梦中，你遇见了自己的一部分，它就像我们前面提到的"阴影"，是你不愿意承认的一部分自己。狮子可能代表你内心的愤怒。婴儿可能代表你既恐惧又渴望在新经验中诞生的更高自我。你痛恨自己的部分可能会以乞丐或者你过去看不起的人的形象出现。无论如何，梦是向内看的。也正因如此，梦才能让一个人通过直面自己的"阴影"、释放压抑的感受来获得内心的成长。

"三段式戏剧结构"

梦为了更好地讲述自己的故事，借用了"三段式戏剧结构"。当然，这么说有些本末倒置，事实很可能是戏剧重现了我们集体无意识中讲故事的模式。梦境通常会先设置好一个情景，这是为了告诉你故事发生在什么样的背景之下。接下来是一段旅程、一次发现或一个挑战，情节通常变得危机四伏，具有异国情调或荒诞不经。这时你已经进入自己的灵魂深处，进入了集体无意识。最后一幕则是提供解决方案，告诉你在这种处境中该怎么做。

你可能已经注意到，在这连续展开的情节中，我们体验着情感的起伏。在希腊戏剧中，这被称为"卡塔西斯"（katharsis）[1]。

毫无疑问，二十一世纪聚焦于信息与科技。逻辑严密的、理性的解决方案当然有其用武之地，然而它们永远无法解决我们面临的更深层次的问题——关于精神满足与情绪健康的问题。如何接受失去、容忍负面事件、引导我们的孩子以及找到生活的意义？这种智慧只能在我们的内心找到。它来自更高的驱动力，正努力通过梦境向我们靠近。

---

1 通过欣赏音乐与艺术，我们内心的某种强烈情绪得以宣泄，最终恢复平静，体验到精神的净化。——译者注

何为真正的自由

我认识一个人，他有一个奇怪的目标——买一座荒岛。他想要隐居于此，彻底逃离文明世界。没错，他是我的一位患者。他告诉我，从他记事起，这就是他的目标。在四十岁生日前实现这个目标对他来说至关重要，因为他不想等到自己退休后，身体衰老、疾病缠身，才拥有十几年低质量的自由。"我想多过几天自由自在的日子。"他对此很坚定。

看得出来，这个人根本不知道什么是自由，他一生都在朝错误的方向努力。他是独生子，母亲家境贫寒，在生活中处处被掣肘，于是决心给儿子"无拘无束"的生活。如果他不喜欢所在的学校，母亲就会帮他转学；如果他和朋友吵架，母亲就会给他找个新朋友；如果他不喜欢一部电影，母亲就会带他去看另一部。然而，她开明的态度并没有给儿子带来真正的幸福。他成长为一个梦想家，迷失在了自己可以随心所欲生活的幻想中。他无法制订计划或按时赴约，因为做决定意味着取舍。如果朋友邀请他吃饭，他会让朋友在开饭前一个小时左右再和他确认一下，因为那时他才能做出最终决定。不用说，他几乎没有朋友。

他想要自由，而在他看来自由就是能够做任何他想做的事情，无论何时，无论何地。他声称："我不会让生活夺走我的自由。"当我提到成长意味着做出承诺，而成熟意味着总是需要做出选择时，他的回答是：大多数人都"出卖了自己"。他觉得这些人陷入了成年的"陷阱"，其中最糟糕的就是不得不工作。"只有傻瓜和奴隶才会一生都在工作！"这就是荒岛梦想的由来。在那里，他可以安全地待在自己的世界里，无拘无束，不必理会任何人的任何要求。

当我见到他时，他的梦想已接近实现。他供职的公司刚刚上市，他拥有一些股份。如果生活俭省一些的话，他马上就可以退休了。他三十七岁，梦想就要提前实现了！然而就在这一年，一件出乎他意料的事情发生了，他坠入了爱河。以前，为了逃避承诺，以防受到诱惑而失去"自由"，他总是同时与两三个女人交往。但是，一个女人俘获了他的心。他面临着一个两难的选择。如果他娶她，就要承担起养家糊口的责任，必须继续工作赚钱。当然，这意味着他将无法逃往梦中的荒岛——他期待已久的天堂。他最担心的事发生了——他被困住了。

然而，困住他的不是一个女人、一段婚姻或一个承诺。

他是被对"自由"的幻想困住了。他以为自己可以远离承诺、远离他人的要求与期待，过上一种毫无压力的自由生活。

讽刺的是，没有什么比这更能制造压力，让人透不过气来的了。看似拥有无限的自由，这个人却远没有真正自由。他来我这里接受治疗之前的几年里，一直非常害怕被困住，以至于在电梯里和飞机上都会惊恐发作。而现在，他发现自己无法享受发生在他身上的最美好的事情——与心仪的女人相爱，甚至连逃跑都成了一种奢望（荒岛生活恰恰反映了这一点，看起来他拥有了无限的自由，实际上却被困在了荒岛之上）。生活要求一个人做出取舍。只有领悟了这个真理，他才能继续生活下去。如果你满足了生活的要求，生活会给你无价的回报。你会因此获得创造力和使命感，感受到激情并拥有深厚的关系。当然，我们也可以逃避生活的要求，那么种种快乐也将遥不可及。也就是说，真正的自由在于摆脱对绝对自由的幻想。

为什么生活要对人们提出这么高的要求？因为生命不是

死气沉沉的宇宙中毫无意义的巧合。生命是一种更高的驱动力，它要向目标不断前进。你可能并不需要为钱而工作。但是，为了感受到生命的活力，你需要以某种形式前进。否则你就会与生活失去联系，你的存在将变得毫无意义。那样的话，即使你的身体还活着，你的精神世界也早已经死了。我们都见过背驼得几乎无法抬头的老年人，也见过站得笔直、精神矍铄的年长者。你认为哪个人仍在前进？谁更自由？作为人类，只有当我们与更高的生命能量相连接时，我们才是真正地活着。切断这种连接的并不是自由，而是对人类本性的否定。如果一条鱼会飞，那并不意味着它是自由的，而只能说明它不再是一条鱼了。鱼的自由在于，可以朝着自己选择的方向游动。

与生命本质的深刻连接赋予我们内在的自由，像那位患者一样向外寻找，只会让生活陷入困境。很多人认为：承诺越少，选择就越多；选择越多，自己就越自由。然而，这实际上让他失去了一些自由。因为当我们努力保留每一种选择的时候，都是在浪费自己最宝贵的资源——时间。我们总是等待更好的东西出现，最终却像夜晚突然被车灯照到的小鹿一样瘫坐在地上。这实在谈不上自由，真正的自由是拥有现在就向前迈进的能力。而要做到这一点，我们就必须放弃一

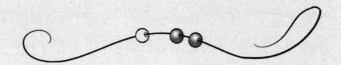

真正的自由在于摆脱对绝对自由的幻想。如果一条鱼会飞，那并不意味着它是自由的，而只能说明它不再是一条鱼了。鱼的自由在于，可以朝着自己选择的方向游动。

些选项。时间逼迫我们必须做出选择，因为我们无法拥有无尽的生命。

这一点其实显而易见，却很难做到。因为每当你做出一个选择与承诺，都会体验到自己的有限性，就好像你亲手杀死了一个属于自己的可能性。

这并不好受。但如果你不这样做，就是在拖延和浪费时间。诀窍在于改变你的体验方式。诚然，从外在意义上讲，你放弃了一些机会和可能。但从内在意义上讲，你是有收获的。也就是说，每当你放弃一些东西时，都会获得更强的生命力，与更高驱动力产生连接。那些你亲自熄灭的可能性，将汇聚成更多生命能量的燃料。

有限性具有巨大的力量。时间老人的沙漏和白胡子正是它的象征。命运、死亡和最终的无助，都是我们无法避免的事情。我们所有人，甚至是小孩子，都会对有限性和它的"代言人"产生一定程度的恐惧。因此，大家都极力逃避它。就像我的患者，以为逃到荒岛上，时间老人就无法找到他了。然而，这是不可能的，也是对有限性的误解。只有当你反抗有限性时，他才是一个永远敌不过的威胁。而如果你臣服于他，就能汲取他的力量。这就是所谓的"守诺"。每当做出选择与承诺，并不断依此前行的时候，你就臣服于有限性，也因此获得了与更高驱动力的连接。真正的自由就是利用这种内在力量。

如果说时间是一个人最大的有限性，那么你并没有摆脱时间的限制，而是学会了充分利用你所拥有的时间。你还可以在以下几个方面感受这种力量。

爱情

没有什么比不做出承诺更破坏感情的了。如果你总是在等待更好、更有魅力的人出现，你将永远在真爱的门外徘徊。真正的自由是能够停止犹豫，做出承诺，并知道任何人都不可能十全十美。

情绪

尽管看起来很奇怪，但幸福就是对外部有限性的赞美。在过去工业化程度较低的社会中，人们往往比现在更快乐，这是有原因的。他们不太痴迷于从物质世界中获得什么，很少抱有拥有一切的幻想。也正因如此，他们了解真正的自由并能获得随之而来的幸福。

事件

你生命中经历的所有事件都具有更高的意义。这种哲学能够鼓舞你，在遇到困难时从容勇敢地面对。真正的自由是从事件中吸取教训，而不是成为受害者。

创造

创造源于有限性。外部世界越是有限，你就越有灵感去创造一些新的东西，一些外部世界还不存在的东西。另外，无论何种艺术形式（例如写作），创作者要在一天中的特定时间进行创作往往才会有所精进。无论你是否喜欢，都要在规定时间内进行创作，这无疑是一种限制。在创造中，你需要臣服于有限性，臣服于更高驱动力，激发灵感。这才是真正的自由。

超越嫉妒

我曾经与一位小有名气的年轻女演员合作过，在事业上她一直有一个障碍——她最好的朋友。那位女士也是一位演员，而且似乎是命运的宠儿。我的患者很有魅力，但她的朋友更迷人。她不是吸引了一些男人，而是吸引了所有男人。她们俩一起试演过许多相同的角色，毫无悬念，她的朋友获得了更好的那些。"她过着我想要的生活。"我的患者常常这样对我说。她一直压抑着自己的嫉妒心，直到一个电视试播集开始选角。两个女人竞争其中的同一个角色，像往常一样，她的朋友得到了这个角色。有趣的是，这个结果没有令她们中的任何一个感到开心。我的患者简直无法抑制自己的嫉妒，而她的朋友觉得这个角色配不上自己，在整季电视剧中担任主角才是她应得的。后来又发生了一些事情。在试播集开拍前，她的朋友真的得到了在另一部电视剧中担任主演的机会。我的患者顺理成章地接替了她最好朋友的角色。

但这并没有解决任何问题，我的患者比以往任何时候都更加怨恨她的朋友了。我提醒她，她的愿望已经实现了——她已经拥有了像她朋友那样的生活。但她感觉自己只是在捡别人不要的东西。嫉妒之火让她无法专心工作，差点儿弄丢了来之不易的新角色。她就像一个孩子，想故意弄坏自己的新玩具，因为那不是她想要的。最后，她选择结束了这段友谊，一心扑在工作上。为此她的朋友很受伤，也很困惑。

两人参演的剧集开播后，她朋友的电视剧收视惨淡，被停播了。而这位患者的表演大受欢迎。她和同组演员们都成了大明星。然而，明星的生活和她想象的并不一样。她开始过于在意自己的外表，嫉妒搭档，害怕负面新闻。最糟糕的是，她不再喜欢表演了。为此，她不得不在事业如日中天的时候休息了一段时间。她以前的朋友打来电话，祝贺她的成功。这位患者对她的朋友说："你的生活没有我想象的那么好。"她的意思是，她接替了这位朋友的角色，拥有了她一直渴望的成功，但却没有真正获得快乐。她的朋友误解了她的这句话，还解释说她现在的生活其实挺好的——自从她的剧停播后，她感觉自己不再需要背负公众的期望，也不再痴迷于风光的生活了。这不仅让她倍感轻松，还让她重新感觉到了与家人和朋友的紧密连接。这番话使我的患者如梦初醒。她回到了现实，开始努力找回自己的生活和朋友。

我的患者嫉妒的原因显而易见——朋友拥有着她梦寐以求却一直没有得到的东西。但是，既然她如愿以偿了，那还有什么不开心的呢？事实上，满足感与我们拥有什么或没有什么毫无关系。幸福只取决于我们选择生活在哪个世界——是充盈的创造性世界，还是匮乏的低级世界。无疑，嫉妒是将我们拉入匮乏的低等世界的力量。我们会羡慕别人拥有的东西——不仅仅是汽车、房子和金钱，还有名誉、美貌和人际关系。而当我们羡慕某样东西时，就会认为它是限量供应的。因此，为了获得想要的资源，我们必须相互竞争。这场景就好像邀请了六位宾客参加聚会，却只提供五块蛋糕，一定有人没有东西吃。我的患者因为嫉妒陷入了这种状态。在这种预期之下，她无法相信任何人，她的创造力受到阻碍，对自己的表演能力也失去了信心。再大的成功也无法帮她摆脱困境，她必须改变自己的心态。

所幸，我们完全可以选择进入充盈的、流动的世界。这里并不匮乏，因为更高驱动力让我们能够无止境地创造。想象一下，同样的一个聚会，在这里每当有人吃下一块蛋糕，就会产生一块新的蛋糕。嫉妒是没有必要的，每个人都可以

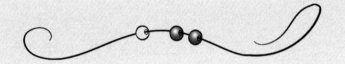

满足感与我们拥有什么或没有什么毫无关系。幸福只取决于我们选择生活在哪个世界——是充盈的创造性世界，还是匮乏的低级世界。

想吃什么就吃什么。但有一个问题，这个充盈的创造性世界是流动的。如果你想跟上它的步伐，就必须让自己的生活继续前进。前进的方向并不是随机的，我们每个人都有一条注定要走的人生道路。这条道路充满挑战，有时甚至非常令人痛苦。但唯有迎接挑战，坚决地走在这条道路上，我们才能与更高驱动力建立连接，走出匮乏，进入充盈的世界。

这位患者的朋友在事业受挫后窥见了这一点，发现了比自己更伟大的东西。没有人可以从逻辑上证明自己正走在正确的道路上，不过总会有一种生活方式让你有所感应。首先，你需要具有一种能力，那就是接受所有发生在你身上的事情都是应该发生的，即使它们并不是你想要的。你无法控制生活中的每一件事是否发生，但它们只属于你，每一件对你来说都具有重要的个人意义。这种意义会带给你力量，让你在自己的道路上勇敢地迈出下一步。这是你唯一能左右的事情。

然而，嫉妒成了这条道路上的拦路虎，因为它让我们无法感知到发生在我们身上的事件的意义。当你羡慕别人时，你就是在告诉自己，你宁愿走他们的路，也不愿走自己的路。这会让你觉得自己的道路、自己的人生毫无意义。你不仅是在觊觎对方所拥有的东西，更重要的是，你以为对方生活在和自己不同的世界中，而那里没有逆境和不确定性。他们拥有的事物——更好的身材、更豪华的汽车、更体面的工作，意味着生活为他们制定了一套对他们更有利的规则！然而这只是一种幻觉。任何人，无论拥有什么，都无法避免逆境和不确定性。可是，很少有人能拒绝这种幻觉的诱惑。我们的财富水平达到了人类历史上前所未有的高度，带来的却是嫉妒的泛滥。即使是新贵，也会嫉妒别人拥有比自己更多的好东西。

嫉妒不仅是障碍，还非常危险。当我们不愿意走自己的路时，就会失去个人身份，遭受精神上的死亡。只有一种力量可以让我们放下嫉妒，回到自己的道路上来，那就是爱。爱的本质是接纳。如果你能向自己嫉妒的人传递爱，那就意味着你愿意接受，他们就是拥有一些你所没有的东西。那是他们人生道路的一部分，与你无关。你不再从外物中获得满足感。爱的行为会将你带进另一个世界，一个充盈的世界。你将感到充实和满足，不再执着于你所没有的事物。

然而，你可能会问："但我嫉妒那个人，我不喜欢那个人，又该如何给他爱呢？"答案是，爱并不代表你对别人的认可。爱是一种更高能量，你可以为了自身的利益而产生爱。实现这一点的工具就是我们已经讨论过的"主动去爱"。

"主动"意味着需要付出努力，毕竟在嫉妒中产生爱并非易事。首先，集中注意力，将爱想象成一种散布在你周围世界里的能量。将它引向你，感受它缓缓地流入你的心中。然后，将你心中爱的能量传递给你所嫉妒的人的形象中。感受能量向他移动，不要有任何保留。最后，也是最重要的一点，不要只是看到能量进入对方体内，而是要尽量感觉到它的进入。刹那间，爱让你与他融为一体。就这样，你进入了充盈而流动的世界，别人拥有的东西不再与你相关。你放开了它们，找回了自己，在属于自己的道路上又迈进了一步。

如何爱自己

我的一位朋友是表演老师，曾指导过好莱坞的许多大牌明星。一天晚上，我们在讨论为什么有些演员能一举成名，而另一些同样才华横溢的演员却不能。我的朋友说，这与运气无关，能成功的人自有一种特质。如果给他看一群有天赋的年轻演员，他能预测出哪些人会成功。我笑着问他什么时候会看面相了。但他是认真的，他认为演员的性格中有一个特殊的因素决定着其事业的成败。这一因素在他们如何对待试镜结果中体现得最为明显。因为我的患者中有很多演员，所以我知道试镜这件事多么具有挑战性。你必须走进一间满是陌生人的房间，按照提示袒露你的灵魂。你只有五分钟的时间来打动对方，但相信我，他们不会轻易被打动。这是世界上最难的任务之一。没有哪个演员喜欢试镜，但有些演员的应对能力显然更加出色！据我的朋友说，明星就来自那群人。所谓应对能力，并不是说他们为试镜做了多么充分的准备，并在试镜中表现自如。关键是试镜结束后，他们对自己的评价。那些最终能成为大明星的演员，有一个共同的特点，就是从不攻击自己。即使事情进展得很不顺利，他们也能够找到一些方法告诉自己：你已经做得很好了。"他们缺少自我攻击的基因"，我的朋友是这么说的。我豁然开朗——成功当然是属于这些人的！你可以想象一下，如果一名拳击手在每次比赛结束后都走进更衣室，反复抽自己耳光，那这个拳击手是不会想再打下去的，这个过程太可怕了。所以，一个演员的成功，在于试镜后对自己温柔一些，这就是在为下一次试镜做好准备。他无法改变之前的表现，但是他可以控制唯一能够掌控的变量——他对待自己的方式。

现代生活就像一场巨型演出。不论是在学校里、工作中、与朋友相处时，还是为人父母，我们都会不断地衡量自己的表现。社交媒体向我们大肆宣扬他人的完美形象，让这种情况雪上加霜。我们恶毒地评判自己，认为自己做得不够好。我们习惯于通过自责来纠正错误与坏习惯。然而，这只会让事情变得更糟。没有人喜欢被苛责，即便是被自己苛责也不行。于是，我们的内心满是逆反情绪，就好像青少年想要反抗严厉的父母一样。只是在这种情况下，父母就是我们自己，我们要反抗的是对自己严苛批评的自己。然后，我们会因为自己的叛逆行为而更加苛责自己，最终陷入越来越糟的死循环。

不断地自我攻击还会让我们变得自卑，从而丧失做事情的信心。大多数人把这种习惯及其对自己造成的伤害解释为"我就是这样一个自卑的人"。但事实并非如此。任何人都可以通过自爱来打破这种恶性循环。说到"自爱"，我们都听过这个词，它经常出现在电视节目和自助书籍中，看起来"鸡汤"味十足，容易让人联想到一种与现实脱节的、模糊的、感觉良好的状态。我曾以为，"自爱"属于心理学上的"空谈"，是那种听起来不错但并没有什么指导意义的概念。

我也是花了很多年时间才发现自爱的真正含义。我意识到，它是促进人类发展的最重要的因素之一。自爱意味着接纳自己最自卑的部分。看见自己的伟大、正确、可爱，这很容易。但是要接受我们自己羞于启齿的部分，即我在前面提到的荣格所说的"阴影"——一个人不想拥有但又无法摆脱的东西，却是难上加难的。"阴影"可能是你的身高、血统、高考成绩，或者你的坏习惯，比如酗酒。实际上，这些并不重要。我们说过，人类的有限性必然会带来自卑感，我们试图用名牌汽车、火辣的身材、孩子的成就来掩盖这一点。然而，一旦稍有差池，我们就会对自己恼羞成怒，这是对于"我是完美的"这一幻想破灭的反应。其实，那些失败可以成为一个个自我突破的时刻，是我们生命中最重要的时刻。如果错误和失败能引发"自爱"，我们就能学会爱自己的"阴影"，使自己变得完整，并从自我接纳中获得自信。

　　这里有一个练习，只需几秒钟就可以帮助你改掉自我批评的坏习惯，开始爱自己。首先，试着想象你最想要批评的那个自己，一个包含你所有弱点的、失败的自我。不要担心你"阴影"的样子，你只需要回想生命中感到自卑、被拒绝或没有安全感的时刻。你可能会看到一个更年轻、更需要帮助的自己，在这个过程中，它的外观通常会发生变化。重点在于画面看起来要真实，就像一个活生生的人站在你面前一样。如果这个人哪里让你感觉不舒服，那就对了。然后，无条件地接受自己的这一部分。只有爱才能做到这一点。感受你心中的爱在扩散，直到那个不被接纳的部分被你心中爱的光芒所笼罩。如果时间充裕，你还可以去拥抱他，或用语言安慰他，就像安慰一个受伤的孩子。这乍听起来可能有些做作，但不要不好意思，只要你坚持使用这一方法，就会惊讶于"自爱"的体验是多么美妙与真实。你可能已经发现，"自爱"的方法与我们前面讲过的接纳自己的"阴影"的方式有些类似。没错，这本身就是一回事。

　　自爱可以让你生活中的一切发生改变。你将不再那么容易受到他人反应的影响。你会更大胆、更放松。当你犯错时，也会更容易走出沮丧，投入下一次尝试！但这种力量来之不易。仅仅了解自爱是自我接纳，偶尔使用几次上面介绍的练习工具，往往收效甚微。想要将自爱变成一种底层逻辑，需要高度的自律。在我居住的加利福尼亚州，自尊运动在学校里盛行一时。批评人士认为，在学校教育中，让孩子自我感觉良好变成了比努力学习更重要的东西，这完全是一种无限度的纵容。事情可能并没有这么严重，但他们反对将"自我感觉良好"当作自尊、自爱的替代品的观点是正确的。真正自爱的行为恰恰相反。缺乏自律，自爱和由此产生的自尊将无从谈起。

　　自爱不是轻言放弃并告诉自己没关系。那是否认与逃避。如果你一开始就没有竭尽全力，那么接受自己的失败就毫无意义。如果你懒得投入生活，就无法成为让自己喜欢和欣赏的人，自爱也就无从谈起。自爱也不是自我陶醉。事实上，自恋的人根本无法接受和喜爱自己的"阴影"。他们需要外界无休止的关注，以确信自己没有任何缺点。自恋还是一种精神上的懒惰。所有的爱，尤其是自爱，都需要付出努力。要真正地尽力尝试，才能接纳自己不喜欢的部分。

最终，自爱会为你带来巨大的回报。心灵的智慧会被打开，你会产生头脑所没有的力量。当你陷入自我批评，就是在动用头脑的力量做判断，而这是一个非常狭小的世界，它让你无法充分认识自己的潜力。心灵以爱为动力，而非评判。爱没有界限，能赋予你无所不能的力量。当你拥有它时，就没什么能够阻挡你了。

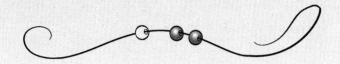

当你陷入自我批评，就是在动用头脑的力量做判断，而这是一个非常狭小的世界，它让你无法充分认识自己的潜力。

停止愤世嫉俗

　　几年前，我对一位不再年轻但仍极有抱负的电影导演开展过一段时间的治疗。年近四十的他打扮得很"潮"，裤裆掉到膝盖的裤子、齐肩的长发与他的年纪格格不入。而他的职业生涯就像他的衣着品位一样，完全停滞在了过去。这并不奇怪，因为在过去的很多年里，他都没有把时间花在构思电影情节上，而是漫无目的地游走在洛杉矶的大街小巷，看着人来人往。他几乎对每个人都很是不满。无论是别人的汽车、外表、举止，还是别人的生活方式，他都能找出毛病，在内心对其评头论足、极尽贬低。每当他开着车游荡在这个被他批判得一无是处的世界中时，他总感觉自己是一个异类。毕竟，他唯一没有意见的，就是自己的生活。

　　然而，他的现实生活并不顺利。多年前，他曾导演过一部电影，并得到了"很有潜力"的评价。但在好莱坞，这样的成绩带来的影响并不会持续太久，毕竟这是一个新人辈出的地方。拍完第一部电影后，他收到了几份工作邀请，但是他都拒绝了，因为没有一部影片能够满足他内心的宏伟期许。他不仅对提交来的每个剧本评头论足，还对其他电影制作人的作品出言不逊，尤其是当他认为这些制作人是自己的竞争对手时。结果可想而知，他得到的工作邀请变得越来越少。他的朋友和经纪人多次劝过他，但他执意如此，不肯放下自己的"耿直"。岁月流逝，他早已不再年轻潇洒，出现在我面前的，只是一个越来越愤世嫉俗的、孤僻的男人。

他来找我治疗时，几乎已经身无分文。他开玩笑说，自己现在只盼望可以"导演"出真正的食物来。显然，他已经走投无路了。也正因如此，他开始考虑一些在过去"不可想象"的事情。比如，他最近终于收到了一份工作邀请，而他"竟然打算接受"。这不是一部在他看来"有意义"的电影，而是一部青少年恐怖片——他从不会嘴下留情的那种影片。他知道自己能得到这样一份工作已经很幸运了。"但如果我接受了这份工作，我的世界将会彻底崩溃。"他说。"或许正该如此。"我回答道。这个男人一直活在梦里。他认为自己是一个特殊世界中的大艺术家，现实永远无法如他所想，所以他才会对身边的人和事不满。

如果不接受现实，你就永远无法在这个世界上有所建树。否认现实会让这位导演变得不健全，他将无法前进，无法承担风险，甚至无法做出决定。在某种程度上，我们每个人潜意识中都认为：我是如此与众不同，生活应该按我的意愿来。然而，这只是幻想，不可能实现。但当我们无法接受现实中的挑战时，就会拼命地想要退回到幻想里。因此，我们变得对一切都很不满意。我们每一次对外界进行评判，其实都是在说：我不接受这个世界的现状，我要待在我的梦里。换句话说，我们的不满来自恐惧。世界是无法控制的——发生在我们身上的事情既不是我们应受的，也不是我们能够预料的。而当我们遇到不顺心的事情时，却没有另一个世界可以让我们全身而退。人们常常认为，自己愤世嫉俗是因为世界没有按照自己预想的来，却没有发现，自己之所以不满，是因为无法接受生活本身的样子。

"难道我不能有自己的看法，表达我的不满吗？"这位导演问道。当然可以。世界上有各种各样不够好的东西，否认这一点是危险且错误的。然而，我们评判某事时往往含有这样一种意思：它根本不应该存在！当我们认为自己知道世界上应该有什么、不应该有什么的时候，我们就已经是在扮演上帝了。"我的判断应该决定现实的本质，没有什么比我的意愿和想法更重要的了！"我们把自己看得如此重要，导致我们对真正的智慧视而不见。

当我们做评判时，就切断了自己与生活的联系。我们真正需要知道的事情和处理这些事情的灵感，来自一个超出我们理解能力的空间，来自比我们的思维更广阔的存在。而愤世嫉俗、妄加评判会让我们远离这种智慧之源。生活曾多次向我证明：许多我无比确信的"成见"，最后都被证明是错误的。多年前，我遇到过一个女人，我清楚地"知道"她对我来说不是一个"好"人。她自私、不值得信任、阴险狡诈。我试图避开她，但她紧追不舍。然而几个月后，我通过她认识了另一个人，那个人后来成了我最亲密的朋友。回过头来看，我们不难发现，是更高的智慧把这个女人带到了我的生活中，并让我遇到了我最好的朋友。而当时，我被自己的判断蒙蔽了双眼。

生活最终也给这位导演上了重要的一课，让他领悟了这个道理。他对外界事物非常挑剔，尤其藐视在他看来称不上"艺术家"的人。但是拍电影是要花大价钱的，投资人、制片人等"非艺术家"至关重要。这位导演一直以来对一位制片人极其不满。他觉得这个人不理解他的想法，所以拒绝和他说话。很自然地，制片人因为担心无法驾驭他，想要将他解雇。我在治疗过程中极力劝说他向制片人道歉，定期与制片人交流，维持一种相互尊重的关系。开始的时候，他满腹牢骚。但由于这是保住饭碗的唯一办法，他努力克制住了自己的不满。令他震惊的是，在与那位制片人合作的电影拍完后，他立即收到了另一份工作邀请。工作来自那位制片人的一位朋友，新老板告诉他，那位制片人一直对他赞不绝口。"我想我对他的看法是错误的，或许一直以来我对几乎所有事情的看法都是错误的。"他说。这是他走向智慧的第一步。

评判是基于我们已经"知道"的东西，基于我们头脑中对过去经验的想法。这些被我们珍视的想法让我们觉得自己是"对的"，而这最终导致了我们的愚蠢。智慧与正确无关。只有抱此信念，我们才能够借助比自身更高的智慧来创造未来。而对事物的评判会让我们丧失这种能力。

德尔斐神谕告诉古希腊哲学家苏格拉底：你是世界上最有智慧的人。但苏格拉底说："我唯一知道的就是我一无所知。"神谕为什么要这样说呢？为解困惑，苏格拉底拜访了

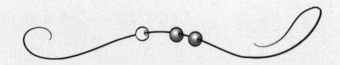

评判是基于我们已经"知道"的东西，基于我们头脑中对过去经验的想法。这些被我们珍视的想法让我们觉得自己是"对的"，而这最终导致了我们的愚蠢。

自己能找到的所有智者，与他们交谈，默默评估他们的所知。多年之后，他意识到自己确实是世界上最有智慧的人。原因很简单：他是唯一承认自己一无所知的人。

放弃"我是对的"的想法需要付出很多努力，因为我们的"自我"总认为自己无所不知。你需要做的，就是在做出评判的那一刻停止评判。马上和我一起来试试吧。现在，在心里对某人做出严厉的评判。感受你的思绪是如何纠结，你又是如何将真实的世界与无数的可能性拒之门外的。然后，放弃评判。去感觉头脑的放松与心扉的缓缓打开。让你的心胸变得越来越广阔。感受这份喜悦。在这种开放的状态下，生活是不是开始变得更好了？

保持自律，
始终走在生活的正轨上

2001 年 9 月 14 日，美国纽约世贸中心遇袭三天后，一位老客户打电话给我。他联系我并不是因为这一事件造成的恐惧与悲伤——尽管他也有这两种感受，而是因为，他陷入了长时间的低落状态，什么都不想做。这对他来说是个大问题，毕竟他的公司有 5000 多名员工，这么多人都指望着他来养家糊口呢。"我就是无法让自己专注于工作。我一直以来都是一个事业心很强的人，可是现在我觉得这一切都毫无意义。"他为自己的低迷感到十分沮丧，却不知道如何走出来。我告诉他，他的状态其实很正常，全美国几乎没有人现在还能把心思放在工作上。

"你认为通过恐怖袭击真的能把美国从地图上抹去吗？"我问他。"当然不能。"他毫不犹豫地回答。"那他们的目的是什么？"我继续问道。他想了一会儿回答道："摧毁我们生活的意志。""那他们是怎么做到的？"我问道。电话那头沉默了片刻："他们扰乱了我们对生活的信心，让我们无法继续安心生活。"

对几乎所有人来说，邪恶事件都是一种难以承受的痛苦，尤其是当它发生得令人措手不及时。它动摇了我们的身份认同感：既然所有的东西都会毁于一旦，那我们日复一日的追求和拼搏到底还有什么意义呢？我们因此丧失了对生活的信心，并陷入持续的低落与茫然当中。比起遇难者的死亡，这或许才是袭击我们之人的最终目的。他们无法在肉体上摧毁我们，他们的目标其实是摧毁我们的精神世界。

我们都承认，世界在 2001 年 9 月 11 日这天发生了变化，因为我们从骨子里感觉到，自己所面临的危险没有终点。我们无法指望有一天"邪恶"会被彻底打败，重回绝对"安全"的精神乐园。很长一段时间里，我们在国家的保护下，免受邪恶力量的侵害。然而，"9·11 事件"迫使我们面对这样一个事实："邪恶"永远存在。面对这样的事实，我们不能只感到愤怒和绝望，不能只是幻想一切不会发生在自己身上。我们必须承认邪恶的存在并应对它。

但是，既然变故随时都可能到来，为什么我们还要继续每天的生活呢？事实上，正是因为痛苦的威胁不会消失，我们才必须面对它并继续前进。如果我们要等待一个绝对"安全"的时间才开始生活，那我们将不得不永远等下去。这一直都是事实，而我们却总是否认它。我们可以消灭攻击我们的人，但无法摧毁邪恶与无常本身。

只有改变我们对变故的反应，才能战胜邪恶。这是一个精神上的问题。面对外部的威胁，我们只有与更高能量建立连接，才能继续生活。也就是说，如果我们能够以此为契机找到内在资源，那么外界的威胁就成了我们的精神导师，邪恶就会从一种让我们丧失意义感的力量变成一种推动我们实现目标的力量，这样我们就能立于不败之地了。如果所有人都能理解这一点，那么我们的国家也将会在苦难面前变得坚不可摧。反之，如果不学着去对"邪恶"做出积极的反应，我们就会精神瘫痪。

那么，怎样才能与更高能量建立连接，变得不可打败呢？有一样至关重要的东西——自律。自律可以帮助你在生活中建立一种无形的体系，吸引和容纳更高能量。如果说精神力量就像果园里的果实，那么自律的无形体系就是我们用来把果实运回家的箱子。

你可以在纸上画一个正方形，代表"自律箱子"。在正方形周围画一个圆，但不要画得太平滑，要画成一条弯弯曲

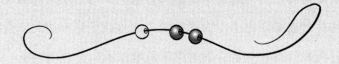

如果说精神力量就像果园里的果实，那么自律的无形体系就是我们用来把果实运回家的箱子。

曲的线。要点是不要让这个圆碰触到正方形的任何一条边。正方形代表自律所形成的无形体系，圆圈则代表外部世界中会让你偏离自律的所有干扰因素，比如沉迷于酒精、垃圾食品、电视或糟糕的朋友，或者纠结于人际关系、财务状况、内心的恐惧以及任何在当下看来比你的生活正轨更重要的东西。你需要做的，就是不让圆形接触正方形，不让外部世界破坏你的自律。因为正方形所代表的自律正是你战无不胜的力量源泉，是在无常、痛苦之下能够继续带你朝着目标前进的东西。

要让生活始终处于正轨，你需要三种自律。

第一种叫作**结构性自律**。它包括你日常做的事情——吃饭、睡觉、锻炼等。我们的目标是生活在一个恒定的节奏中。这将帮助我们与更高驱动力连接，因为宇宙的运行是有节奏的。有条不紊地过好每一天，就是学会臣服于比自己更强大的存在——时间。要走出低迷，首先要做的就是让日常生活恢复有序。

第二种叫作**反应式自律**。它是一种对整天轰炸你的事件做出反应的控制能力。如果你有糖瘾，有人给你一块饼干，你就需要反应式自律来拒绝。如果有人在车流中加塞，你也需要反应式自律来避免做出愤怒的行为。当你失去这种控制能力时，你就会被外部世界牵着鼻子走，从而失去与更高驱动力的连接——这种能量只存在于你的内在精神世界。

第三种叫作**拓展性自律**。这是指你必须强迫自己采取行动来扩展自己的生活。在工作中，这意味着不断拓展客户和人脉，提出新点子并不断创新。在生活中，拓展性自律则意味着结交新朋友和开展新活动。我们大多数人会避免扩展自己的生活，因为走出舒适圈意味着要承受焦虑和不确定感，所以，坚持不懈地迫使自己进入未知领域需要自律。宇宙在不断膨胀。为了与更高驱动力保持连接，我们需要跟上它的步伐。

如果你能活在"自律箱子"里，你的收获将是不可估量的。你的人生会更有意义，你也会因此发展出实现理想的能力。然而，我们大多数人在这方面表现得像一个婴儿——我们不想拥有这种"自律"的能力，因为这样的生活并不容易。为了有毅力去构建"自律体系"，我们需要践行一些新的生活哲学，具体来说包括以下几点。

保持谦逊

人们喜欢轰轰烈烈的行动，因为我们潜意识里觉得，这些行动能神奇地改变未来。这给人带来一种虚假的力量感。

然而，真正的自律恰恰相反。它由无数个小步骤组成，每个步骤本身似乎都意义不大。一个人必须保持谦卑，才能一直走在富有成效的道路上。

无须被认可

我们希望自己的每一分努力都能得到认可和赞扬。从这个意义上来说，我们就像孩子，每一步都需要父母的认可，这样将无法使我们过上自律的生活。"自律体系"是由数以万计的微小的步骤组成的，其中大部分步骤别人完全不会注意到。如果你不能默默前进，你的精神就会变得脆弱。因为如果总是得不到你所渴望的认可，最终你将会放弃。

不计回报

当我们从事需要付出大量努力的事情时，人类的天性就是想知道确切的回报是什么，以及什么时候能得到回报。而真正的力量是在不知道结果的情况下采取行动的能力。你需要持有的态度是"我只是在做"——这意味着你的责任是坚持"做"这个过程，而不计较回报。

接受"匮乏"

物质一旦产生，就会一直存在，直到毁灭。"自律体系"不是物质的东西，它完全由你的行动构成。无论你昨天多么自律，如果今天不自律，"自律体系"就会散架。从这个意义上说，每天早上醒来，你都一无所有。除非你用自律的行动重建这个体系，否则你会一贫如洗。接受这一点就意味着你要不懈地努力。

这些"自律哲学"将赋予你力量，让你在巨大的逆境中勇往直前。只要一想到"9·11事件"，你就会受到启发，领悟其中的巨大意义。

情感独立是爱的基础

我是一个爱情与婚姻主义者，然而我的朋友并不这么看我，即便我尽力辩解也似乎说服不了他。他认为，现代社会对于亲密关系的价值观已经远远偏离了传统，人们已经不再将婚姻视为一种神圣的承诺。最重要的是，他将这种"堕落"归咎于心理治疗："心理学家在为人们逃避责任的行为提供正当的理由。"他的语气让我觉得自己要为美国的高离婚率负全部责任。我解释说，为已婚夫妇提供咨询就像为中央情报局做反恐工作一样，成功的案例不为人知，失败的案例却倍受瞩目。我自豪于能为人们提供亲密关系领域的咨询。一些人在经过咨询后决然地结束了自己的婚姻，这并不是心理咨询的错，而是他们的关系从一开始就是施受虐的、不可能幸福的。换句话说，这些人只有在离婚之后，才能领略到婚姻的真谛。

实际上，意识形态的影响力并不像以前那么大了。我们生活在一个强调自由意志的时代。每个人都想成为拥有独立思想的个体，寻找属于自己的方向。人们不会再因为别人的命令、劝说而去做事，哪怕是他们付费得到的咨询。他们想要按照自己认定的方式来生活。

我无法让人们在婚姻的问题上听我的话。我只能帮助他们培养一种非常重要的个人能力，从而激发他们自己的力量。矛盾的是，这种能力也帮助人们更容易地从一段痛苦的感情中解脱，并快速忘掉这段感情。有时，发展这种能力的唯一途径往往是离开一段关系。这种能力的名字叫作"情感独立"，它意味着你的生活和身份不再依赖于任何人。

情感独立并不意味着你不再关心他人或不再需要他人，而是说你不再依赖他人给予你只能自己给予自己的东西。如果你想知道情感独立到底是什么，最简单的方法就是看看那些情感不独立的人。有位来访者找到我，他无法摆脱婚姻破裂的痛苦。我问他："你的婚姻是什么时候结束的？"他说："五年前。"出乎你的意料吗？这并没有让我感到意外，这种情况在我的咨询室里太常见了。这些人只顾着因婚姻破碎而悲痛，却没有发现自己真正的损失。世界上没有人值得你浪费生命中宝贵的五年。他们失去的不只是婚姻，还有更重要的东西——他们自己。因为他们的身份依赖于伴侣，婚姻结束了，他们就觉得自己什么都不是了。

正如我说过的，需要在一个痛苦而可怕的世界中不懈努力，才能真正地建立起身份认同。这是一项沉重的责任，很多人不愿去承担。在这些人看来，伴侣就是一个能解救他们的"大英雄"，可以神奇地赋予他们一种身份，将他们从艰苦的自我求索中解救出来。他们把自己的生活搁置起来，把生活的重心放在对方身上，就像飞蛾围着火焰旋转一样。最糟糕的是，他们把依赖和真正的亲密混为一谈。所以，当他们失去这个"神奇"的伴侣时，就会觉得天都塌了。然而事实上，对方从一开始就不会魔法。

当这些人来接受心理治疗时，他们的婚姻困境就变成了发展情感独立的重要机会，而这往往是他们人生中第一次尝试这样做。在这个节点，他们会发现这是走出离婚之痛的唯一途径。他们现在独自一人，所以更愿意尝试，然后就有了惊人的发现：情感独立不仅可以帮助自己摆脱一段关系，竟然还可以帮助自己在下一段亲密关系中取得成功。他们因为情感独立而散发出的魅力彻底改变了被他们吸引的异性的类型，也改变了他们评估一个异性是否适合自己的方式。

我对于人们会试图通过放弃自己的独立性来维持亲密关

系的方式感到震惊。去看看无法拥有情感独立能力的人是如何搞砸自己的亲密关系的，你就会明白这样做是何等的得不偿失。当一个人需要通过伴侣来定义自己时，他就会对伴侣的反应非常敏感。于是，他会试图控制自己的伴侣，常用的方式无非压抑自己或无理取闹。如果这样做仍然无效，他就会感到非常受伤，要么在亲密关系中退缩，要么开始无情地攻击对方。而这些行为无疑都会激发伴侣最糟糕的一面，从而让婚姻岌岌可危。无尽的争吵取代了该有的亲密。

　　唯有情感独立才能建立真正的关系。一个有个人身份、过着自己生活的人，对伴侣的反应不会太敏感。亲密关系固然重要，但这不是生活的全部，也不是什么生死攸关的问题。于是，"空间"在两个人之间产生，它相当于一个减震器，使冲突不会迅速升级。正是在这个惬意的空间里，真正的亲密关系得以发展。与此同时，独立性也会使一个人更具吸引力。毕竟，没有什么比拥有自己的生活更能令人充满魅力的了。独立还会给你带来其他东西——真正了解自己的需要。当你迫切地需要一个人时，你的渴望和恐惧会在他周围形成一团迷雾，让你看不清他到底是谁。这就是为什么当人们从一段糟糕的关系中走出来时，会惊讶于自己怎么会在如此不堪的一段关系中待了这么久。获得情感独立就像清洗干

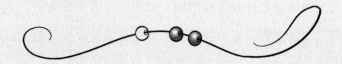

一个有个人身份、过着自己生活的人，对伴侣的反应不会太敏感。于是，"空间"在两个人之间产生，它相当于一个减震器，使冲突不会迅速升级。正是在这个惬意的空间里，真正的亲密关系得以发展。

净眼镜镜片，突然之间，你看清了整个世界。你因此终于有机会挑选一个真正适合自己的人进入婚姻了。

然而，我们如何才能构建自己的身份，变得情感独立呢？一个人永远无法通过对伴侣发脾气、无端挑衅而变得独立，这些行为仍然是在以对方为中心。情感独立是一个需要不懈努力的过程。

独自处理负面情绪

情感不独立的人从来没有处理痛苦情绪的打算。一旦他们感到不愉快，就会指望伴侣来帮助自己消除这种情感上的痛苦。这无疑给了对方过大的权力。即使对方愿意这样做，这种孩子气的行为也会使自我在无形当中被削弱。而情感独立意味着能够独自应对孤独、伤感、沮丧和恐惧。这并不意味着拒绝向伴侣寻求帮助，而是说你需要学会首先向自己寻求帮助。把自己的坏情绪像未经处理的垃圾一样丢给伴侣，与先试着涵容自己的情绪再寻求支持，有着非常大的不同。第一种方式会激起愤怒，而第二种方式能获得尊重。

人们之所以留在糟糕的关系中，原因之一是他们害怕分离的痛苦。尽管令人恐惧，但直面这种痛苦是迈向情感独立的关键。处理失恋之苦的秘诀是记住：痛苦的规律是它有起有伏，并终将归于平静。的确会有一些难以忍受的痛苦高峰，仿佛世界末日即将来临，但是要记住，这些时刻不会持续太久。了解了这一点，你就能在最黑暗的时刻保持头脑清醒。这项技能将使你受益终生。

通常来说，你在极度痛苦时产生的想法没有多少是真实的。"我永远找不到更好的伴侣了！""我会孤独终老的！""这都是我的错！""这段关系其实还能继续！"所有这些没一句是真的。产生这些念头很正常，大脑想让你回到熟悉的安全模式里——即便那是令你痛苦的关系。你需要做的是识别出它们，并告诉自己千万不要信以为真。

要结束并走出一段感情，制止自己冲动的行为是必要的。这意味着在与前任的接触中，要时刻提醒自己已经做出了坚决而正确的选择。

搭建个人生活框架

当你规律而有计划地生活时，你就为自己搭建了一个无形的框架，这个框架不会因为你结束一段关系而消失。这包括你每天吃饭、睡觉、锻炼和独处，也包括保持自律，拒绝来自外界的不良诱惑。这些日常习惯是形成独立人格的基础，因为它们不依赖任何人，只依赖你自己。情感不独立的人一旦开始恋爱，很快就会放弃自己仅有的生活框架，而这无疑是一个坏兆头。保持个人生活框架的最佳方法是每晚进行回顾。只需两分钟。记下当天应该做而没有做的事情，然后为第二天做出计划。自律是一种日益牢固的品质，是一种你与时间结下的永远不会失去的关系。

向外拓展个人兴趣

在潜意识里，情感不独立的人会想要放弃亲密关系之外的所有兴趣。他们将配偶当作可以保护他们免受外界伤害的避风港。然而，拥有真正独立的人格意味着要对自己的人生负责，要在亲密关系之外拥有属于自己的世界。这包括维系友谊，做公益，发展兴趣爱好，进行艺术活动，等等。你的伴侣应该支持你去做这些重要的事情，即便这些事情与他无关。如果你遇到要求你放弃这些兴趣的人，你就遇到麻烦了。

另外，去做一些新的尝试有助于你的生活向前迈进。在结束一段关系后，这能大大帮助你克制自己与那个人恢复联系。

培养情感独立与只关心自己是截然相反的。这需要自律，需要你走出小我，顺应更高的力量。通过努力，你将培养出摆脱过去的能量，有能力选择一个真正适合自己的好伴侣，并建立稳定持久的亲密关系。

不要把压力当作动力

对大多数人来说，在当今社会想要保持平和的心态几乎是不可能的。压力无处不在，而且我们往往会给本就艰难的生活增加压力。每个人都在过度工作，给孩子们安排过多的作业，陷入本可以避免的争吵。我们密切地关注大盘走势，不放过电视上的每一次危机报道，疯狂地转发重要信息。我们沉迷于生活在混乱和灾难的边缘。然而，为什么要这样呢？没有人想要折磨自己，结果却恰恰如此。

是的，我们对压力上瘾，因为我们不知道，除了向自己施压还能如何激励自己。我们习惯于向外界寻求一切，甚至是动力。除非我们受到诱惑或强迫，受到惊吓或被激怒，否则我们无法行动。然而，外部动力不可避免地会给人带来压力，从长远看，它们无法持续。如果我们没有目标和方向，当瞬时的应激反应结束后，剩下的就只有压力本身。

我的一位患者就是一个典型的例子。她是一名软件设计师。二十几岁的时候，她没有方向，也缺乏自信。当她三十岁时，一位充满活力的男人雇用了她，他刚刚创办了自己的公司。他看到了她的潜力，并赋予她越来越多的责任和晋升机会。很快，她晋升为主管并经常跨国出差办公。这个曾经胆小、被动的女人变成了一个自信、富有创造力的"永动机"。"我觉得自己像是被从枪里射出去一样。"她是这样描述的。我问她是如何达到这种新境界的，她说："我从来没有真正拥有它，这一切都是借来的。"她的意思是，她从来不知道如何激励自己，一切都是外部力量带给她的。她的能量和方向来自她的老板，有时是在压力之下产生的灵感，但更多时候只是单纯的恐惧。"我不敢不积极，好像自己别无选择。"随着公司发展壮大，老板的要求越来越多，她的压力也渐渐濒临极限。最后，她辞职了。

　　起初，她认为自己很幸运。当时股市行情很好，她把股票套现，有了足够的钱，不需要继续工作了。她开始过上一种毫无压力的完美生活。她嫁给了一个和她老板性格截然相反的男人，那是一个很少高声说话的大学教授。他们有两个孩子，住在一栋漂亮的房子里。她有钱雇用保姆，拥有大把的闲暇时间。她以为自己正在拥有梦想中的生活，但现实却成了一场噩梦。她就是在那时来找我寻求帮助的。

因为她的压力水平再次飙升，她不得不开始接受治疗。她发现自己会为了一点儿小事和丈夫大吵大闹。而这个曾经温柔的男人，现在也变得越来越暴躁。同时，拖延问题困扰着她。她不想支付账单，直到收到逾期提醒；她不想洗澡，也无心打扮，总是拖沓而又感到疲惫。她失去了所有的目标感和价值感，整日待在电视机前。

她完全糊涂了。"我不明白究竟发生了什么。我规划了全新的、毫无压力的生活，但我还是像工作时一样紧张。唯一的区别是，我现在什么都做不成了。"这对我来说并不神秘。她面临着一开始就存在的问题——无法从内心激励自己。有这种问题的人——我们中的大多数人——都会向外界寻求动力和方向。她的老板对她要求苛刻，吓坏了她，却也促使她不得不高水平地工作。老板就是她的动力。而她辞职后，不再拥有这种外部压力了，所以就失去了方向与激情。为了创造新的外部刺激，她开始与丈夫争吵、拖延支付账单，尽管这些经历令人不快，但却让她再次感受到了外部压力带来的全身涌动的能量。她被压力迷住了。

当你用外部刺激来鞭策自己时，你所依赖的是一个低级的动力系统。这和有些人依赖药物、咖啡因、短视频甚至性来获得刺激没有什么两样。我之所以说它"低级",是因为它来自我们内心被动的、像孩子一样逃避责任的部分。

当你的动力来自外部时,你将无法确信它会帮助你渡过难关。在最黑暗的时刻,你会失去勇气并放弃。由外界驱动的能量会突然爆发,推着你疯狂地四处奔跑,但它无法让你拥有真正的方向感与成就感。如今,广告、快餐、智能手机的短信铃声,都在暗示我们无须思考,只要沉沦于外部世界的驱使,就可以马上得到需要的一切。我们就像实验室里的小白鼠,从未思考过自己的目标,只是条件反射般一遍又一遍地进行相同的操作。现代社会已经摧毁了我们的自我激励系统,而我们前进的速度如此之快,根本没有意识到这一点。

自我激励能力的丧失是当今人们面临的核心挑战。心理学也会时常忽略这个问题,因为它看起来太不"高深"。

然而,事实并非如此。

缺乏自我激励能力的人被周围的人和事所支配,永远找不到真正的自我。不仅如此,借助于外部压力来激励自己,注定会让自己陷入无尽的消极状态。

拥有自我激励能力归根结底是一个精神问题。不受外界干扰,保持自己的航向,是每个人本该拥有的高级能力。它将你与那些不可阻挡的更高驱动力连接在一起,而这些力量不依赖

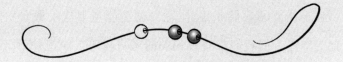

缺乏自我激励能力的人被周围的人和事所支配，永远找不到真正的自我。不仅如此，借助于外部压力来激励自己，注定会让自己陷入无尽的消极状态。

于你之外的任何事物。只有这份力量能够赋予你生命的意义。

你可以创造一个自我激励的高级动力系统，这是一个自身能够产生能量，无论生活多么艰难都不会停息的系统。想要开启这一高级系统，秘诀在于让你生活的每一天、你采取的每一个行动都拥有意义。这种意义感正是你的能量之源。

对于今天的人们来说，"意义创造能量"这一概念听起来有些奇怪，但我们都有过相关的亲身经历。回想一下，你帮助了一个并不认识的人，比如在公共汽车上给那个人让座。你不是因为恐惧或冲突，也无法保证会立即得到满足。你这样做完全是因为你觉得这样做是对的、有意义的。那一刻，你就开启了自己的高级动力系统。

关键在于创造一种意义感，一种每时每刻你所做的事情都是"正确"的感觉。这样，你就有了取之不尽、用之不竭的动力源泉，它不需要压力来激发，也不会因为没有立即得到想要的结果而令你轻易放弃。你会变得更加冷静，同时也更加坚定。然而，这种意义感要如何创造呢？为他人服务是一种方法，但它无法帮助你获得实现个人目标的意义感。为了创造意义感，你需要将一天中要做的每一件事都纳入到事先承诺的计划中。然后，自律地去行动。这时，你的每一个行为都有了意义，因为它代表了你正在履行自己的承诺，代表了你正在努力靠近目标。你会觉得自己走的每一步都非常"正确"，无论是大事还是小事，都一样具有意义。

高级动力系统运行的前提很简单，但实践起来却很困难。人很容易因为疲倦或心烦意乱而重拾过去混乱的生活方式，再次依赖压力。你需要一个更具体的方案，让自己保持在正轨上。每晚回顾仍然是一个好方法。在睡前的五分钟里，计划第二天要做的事情，并把它们写下来。你要清楚地知道自己在每个时刻要做什么：什么时候吃饭，什么时候写作，什么时候做家务，什么时候锻炼，等等。如果有紧急情况，你当然可以调整计划，但目标是尽可能地按计划行事。因为这可以让你体验到真正创造了自己的一天的快乐，并感受到一种意义。当你因为无事可做而处于低迷状态时，这样做尤其有效。

接下来，至少选择一个你往往会逃避的活动，并承诺去做。如果可以的话，最好可以规划好你做这件事的确切时间。第二天，当你付诸行动时，就会感到信守承诺的意义感。

要记住，运用高级动力系统并采取行动的目的不仅仅是取得成功，行动本身对我们也会产生有力的影响。它将我们与更高驱动力连接在一起，帮我们缓解沉重紧张的情绪，重新充满能量。

与原生家庭分化，
摆脱负罪感

我曾治疗过一位女士。毫不夸张地说，她因自己的父亲而病倒了。她离婚了，儿子在外地上大学，她一个人住在一间小公寓里。她的父亲身体非常健康，但在七十岁那年，他突然决定不再独居：我已经这么大年纪了，为什么还要自己照顾自己呢？于是，他想出了一个简单的办法——搬到女儿家去住。他没有告诉女儿自己的决定，只是不声不响地出现了。她下班回家，发现父亲睡在客厅的沙发上。那间公寓似乎完全变成了他的家，他不再和朋友、其他家庭成员沟通，女儿成了他的全部世界。如果她晚上或周末外出，父亲就会像个被遗弃的孩子一样赌气。几周过去了，他变得越来越幼稚，拒绝自己做饭或照顾个人卫生。他没有买房子的打算，也没有给过她任何家用。起初，对父亲的同情让她默默地承受了这一切。十年前，他曾患过抑郁症，药物治疗很有效。

因此，她主动提出带他去看精神科医生，并为他在她附近找到一套公寓（他很轻松就能负担得起）。但他拒绝了。他不想自食其力，只想蜷缩在沙发上，被她照顾。这个人不仅霸占了女儿的公寓，还霸占了她的生活。

她开始恨父亲。虽然这种反应很正常，却让她非常不安。"每次我回到家，看到沙发上那一坨态度恶劣的'东西'，我就只想回到卧室锁上门，甚至不想看他一眼。"她试过大发脾气，但这在父亲的消极抵抗面前毫无作用。在外面面对形形色色的同事和客户，她都可以做到从容不迫，但对于家人，她却毫无招架之力。就这样僵持了几个月后，她的健康状况开始恶化。一开始是结肠炎发作，她只把它当作消化不良。但当她的头发开始一把把地脱落时，她不得不承认，自己遇到了麻烦。尽管如此，当我见到她时，她问我的第一件事仍然是如何帮助自己的父亲。我建议她不要急于帮父亲。首先，她必须处理自己内心的情感——内疚。

她的父母都是移民，刚来这个国家时生活很艰难。四个孩子被灌输了要对家庭绝对忠诚的思想，并被告知家庭是唯一值得信任的东西，一个人最大的罪过莫过于没有满足家庭成员的，尤其是父母的期望。从理智上说，我的患者知道这种态度非常极端，所以她没有这样教导自己的儿子。但在面对自己的父亲时，她却无法摆脱这种思想的束缚。她会完全按他的要求行事，以避免承受做一个"坏女儿"的沉重负罪感。母亲去世后，父亲对她的需要和期望变得离谱。她陷入了困境——既气得不想答应父亲的要求，又内疚得无法拒绝。

"我怎样才能摆脱负罪感？"她问。我解释说，她无法让内疚感消失，至少无法马上让它消失。但她可以做一些更重要的事情——改变自己对内疚的反应。和我们大多数人一样，当因家人感到内疚时，她的第一反应是反思自己做错了什么。这种情感最终会令一个人崩溃。为了逃避痛苦，我们举手投降，屈服于父母的要求。而治愈自己的第一步就是"感到内疚而不屈服"，换句话说就是忍受内疚而无所作为。要达到这种境界，她必须首先改变对"内疚"的理解。与其认为内疚代表她做错了什么，不如把内疚看作她做对了什么的标志。

她看起来非常困惑。为了解释清楚，我问她为什么没有用父母教育她的方式来教育儿子。"因为我希望他超越我，我希望他能够独立。"她的儿子很幸运能有她这样的母亲，因为她给了他一份最大的礼物——他的独立个性。

分化是每个人成长过程中都必须完成的任务，这意味着与原生家庭分离，获得精神上的独立。但在许多情况下，家庭会阻碍这一进程。父母担心，如果他们允许孩子独立，孩子就不再是自己的一部分，不再是有爱心、会奉献的家庭成员了。因此，他们有意或无意地设置了一套严格的期望，并训练孩子一违反这些期望就会感到内疚。所以，对于在这种环境中长大的人来说，内疚意味着他们有勇气对父母的期望说"不"，并要自己定义什么是正确的事情。这也意味着他们正在成为自己。

因内疚产生的痛苦情绪具有积极的价值。与其说它们代表失败，不如说它们预示着进步。我们都在健身房经历过一种情况——在锻炼过程中肌肉会疼痛，但这种疼痛并不意味着哪里出了问题，而是代表着你正在变得更强壮。我并不是说内疚总是意味着你做对了什么。当你违反了自己的行为标准时，还会产生另一种负罪感。在这种情况下，你无疑做错了事，但这不是因为你没有满足他人的期望，而是因为你违背了自己的期待。你愧疚，因为你违背了自己的原则与良心。有趣的是，在完成与原生家庭的分化前，你不太可能产生这种负罪感，因为在那时，你不可能拥有真正属于自己的标准。

有了新的工具，这位女士开始对父亲的要求说"不"。她会立即识别出内疚感，并告诉自己这是一种很好的感受，

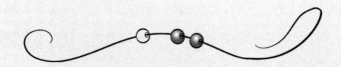

因内疚产生的痛苦情绪具有积极的价值。我们都在健身房经历过一种情况——在锻炼过程中肌肉会疼痛，但这种疼痛并不意味着哪里出了问题，而是代表着你正在变得更强壮。

预示着自己的成长与独立。终于，也是人生中第一次，她坚持了下来。

当人们走向独立，学习对家人说"不"的时候，往往会担心自己变得冷漠无情。"如果我从家庭中独立出来，会不会与他们疏远？"担心是没有必要的。独立的人在情感上是自由的，这意味着他们可以拒绝别人的要求，同时不失对他们的爱意。两种态度看起来截然不同，却并不矛盾。这是宇宙的两种基本能量，一种让我们分离出来成为个体，另一种将我们连接成一个整体。同时拥有这两种情感能力，才是领会了分化的真正含义。缺少任何一种的话，每一次互动都会变得非黑即白——要么被动服从，要么顽强抗争。而这些非黑即白的互动，正是家庭中发生情感和身体暴力的根源。

想要同时拥有两种能量，秘诀在于情感上要积极主动。每当你不得不说"不"，尤其是对亲近的人说"不"时，你都要主动去连接对方，以此来取得平衡。你可以通过温柔的话语、身体的触摸、专注地倾听（但不要以征求他们许可的方式）来做到这一点。不要害怕表达爱会让你显得软弱，主动传达爱意的人在任何人看来都是强大的。

这位女士在与父亲的相处中实践了这个方法。她拒绝为他做每顿饭（他自己做也很容易），但她不再把自己锁在房间里，而是一边吃自己的晚饭，一边和他交谈。令她惊讶的是，父亲开始更加尊重她的时间和空间了。她还在其他方面做出了努力，不到一个月，他就搬到了他自己的公寓。她与原生家庭分化的过程竟然激励了父亲的成长。

事实上，变得更加独立本就是帮助你的家庭的唯一方法。当你成为一个个体，才可能与你的家人建立连接，你们的关系才能更加真实。不得不做的牺牲从来不是爱，只有你本可以拒绝但仍选择付出时，你给予他人的东西才具有持久的价值。现代家庭必须发展出一种模式，在这种模式下，每个人都可以自由地成为独立的个体，同时又与他人保持着紧密的联系。否则，家庭只会在冲突与痛苦下分崩离析。其实，这种"一个团队需要每个人的独立能量"的理念在商业世界中早已被普遍接受，现代的管理者会与流水线上的每个工人进行协商，以找出提升产品质量的方法。

在最高层面上，人类整体精神的进化规律也在不断诠释这一道理。人类一开始是一个整体，没有人意识到自己的个体身份，这就是《圣经》中所说的伊甸园阶段。接下来，整体分化为独立的个体，人意识到了自己的存在，却失去了与同伴的联系。人类堕落的故事就表达了这一点。今天，这反映在我们的社会机构（社区、学校和家庭）力量的削弱上。我们已经沦为一群超级个人主义者，彼此脱节。最后阶段尚未发生，但最终，我们将保留自己的个性，又重新聚集在一起，成为一个人类大家庭。在我看来，这就是进化的目标——每个人同时意识到自己的独立性以及与他人的联结。既然你为从家庭中独立出来所做的工作也需要这两种作用力，那么这就是帮助人类实现整体精神进化目标的重要一步。

国家的演变过程也是如此。我们面临着许多前所未有的复杂挑战。我们不能消极被动，放弃自己的独立性，就像那个女人让她的父亲接管她自己的公寓。但是，我们也不能一味地封闭自己，因为不与世界大家庭的其他成员接触，我们就无法克服自己的许多问题，例如地缘政治问题。这意味着我们要尊重他国的观点，即使我们并不认同。就像一个人从家庭中独立出来一样，我们必须学会捍卫自己的独立性，同时也要学会包容。这种态度将激励整个世界。它不会让极端的人满意，但它是解决我们面临的精神挑战的方案。

我认为我们的存在正取决于此。

致谢

　　我很幸运能得到一群才华横溢之人的支持，他们和我一样对这本书充满热情，并对本书的完成至关重要。

　　非常感谢巴里·米歇尔斯、杰米·罗斯（Jamie Rose）、艾丽西亚·韦尔斯（Alicia Wells）、朱利亚·施图茨（Julia Stutz）、艾琳·加西亚（Aline Garcia）、玛丽塞拉·希门尼斯（Marisela Jimenez）、撒莱·希门尼斯（Sarai Jimenez）、克丽丝滕·萨金特（Kristan Sargeant）、本·格林伯格（Ben Greenberg）和詹妮弗·乔（Jennifer Joel）。

234